免疫革命

安保 徹

講談社+α文庫

文庫版まえがき

『免疫革命』が出版されてから八年の歳月が経ちました。多くの日本人は健康であることの大切さを感じ、免疫に興味をもつようになっています。『免疫革命』に続いて、免疫に関する書籍も多数出版されるようになりました。その一方で、病気になる人が多すぎて医師不足状態にもなっています。つまり、いまの日本は健康に関する考え方が二極化しています。

生活や食事に気をつけて免疫力で病気を防ごうという人が増加していると同時に、病気は医者まかせという人も増加しているのです。とくに、大きな病院に勤務している医師は忙しすぎて自分の健康が心配だという人が多いくらいです。まだまだ、日本人一人一人の自助努力は必要だと思います。

医療が発展すると、近くには大きな病院があって安心感もあるでしょう。しかし、病気の成り立ちを考えると、忙しさや心の悩みや夜更かしなど、自分の身体に負担の多い生き方をして病気になっているのがほとんどなのです。つまり、ストレスによる免疫力の低下です。病院に頼ってばかりでは良い結果は生まれません。

今の日本は不況下にあることも加わって、心の安定を得るのが困難な状況になっています。仕事が少ない社会にあっては若者が勤めるのに大変ですし、不安定な経済は老後の不安を生み、お年寄りの心にのしかかるでしょう。しかし、ストレスと免疫力の関係を知ると、自分の置かれている状況を冷静に判断することもできるわけです。そして、乗り越える力が生まれるでしょう。

読み易い、買い易い「文庫版免疫革命」を手にして、皆さんの健康を守っていただきたいと思っています。お役に立てたら幸いです。

平成二十三年九月記す　　　　　　　　安保　徹

目次

第五章 病気と体調の謎が解ける免疫学

序章　現代医学はなぜ病気を治せないのか

最近、免疫力を上げれば病気が治る、病気を防げる、という話をたくさん耳にします。新聞や雑誌の広告で、免疫力を上げる民間療法の広告を目にしない日はないほどです。とくに、ガンやアトピー性皮膚炎、膠原病といった、現代の難病に免疫療法が効く、という話は、ちまたにあふれています。

ところが、それらは、どれも経験に基づいて治癒例を並べるばかりです。どうして免疫力を上げると病気から逃れることができるのか、という裏づけがきちんとなされていることはほとんどありません。一方で、いわゆる医学部で学ぶ免疫学の分野では、免疫の化学的なメカニズムについての分析研究が圧倒的に主流を占めていて、病がなぜ起こり、なぜ治癒するのかという過程やしくみを解説するとりくみは、ほとんど行っていません。ですから、一般の人の視点にたってみれば、同じ「免疫」という言葉がついていても、免疫力と免疫の研究は、まったく別物であるかのように見えてもおかしくありません。

また、免疫療法が注目を浴びる一方で、現代医学は病気の治療に芳しい効果を上げているように思えないのが現状です。遺伝子だ、ゲノムだ、タンパク分子解析だ、と人間の身体のとてつもなく微細なしくみを解明する分野で、現代医学はたしかにめざましい成果をあげてきました。しかし、それらが直接的に、治癒をもたらす医療に反映されたという例が、ほとんど見あたらないのです。現代医学は病気を治せない、と非難されてもしかたがない状況にあると思います。

病気のほんとうの原因はストレスだった

私は二十五年にわたって、免疫学を研究してきました。現在まで、免疫学も、ほかの医学研究と同じく、分析的な研究に邁進してきました。しかし、私は、もっと統合的な視点から、病気の根本的な謎を解き、その真の治癒に役立たせたいという思いを胸に、研究を続けてきました。そして、一九九〇年代に、白血球の自律神経支配の法則を発見しました。ここから、人間の病というものがどうして起こるのかという全体的なしくみが見えはじめ、同時に、なぜ現代医学が病を治癒させないのか、という問題点もあきらかになってきました。とくに、患者数が増加の一途をたどっている、ガンやアレルギー疾患や膠原病などでは、現代医学と現代医療が、病を治すどころかむしろ重くする悪循環をもたらしていることもわかってきたのです。

自律神経は、交感神経と副交感神経のバランスで成り立っています。しかし、精神的・肉体的ストレスがかかると、そのバランスが交感神経優位へと大きくぶれ、それが白血球のバランスをくずして、体内の免疫力を低下させます。くわしいメカニズムは後の章で述べますが、このメカニズムが理解できると、現代生活がもたらすストレスが免疫力を低下させ、それが病気を起こすことも、実証的にあきらかにし、理論立てることができます。病気というもののほとんどの発症のベースをつくっているのは、ストレスにほかなりません。逆にいえば、ストレスをとりのぞかないことには、病気が根本から治癒することはありません。もし、薬を使って一時的に症状を抑えることができたとしても、ストレスがあるかぎり、その病気の芽は摘まれることがないのです。また、現代医学の強い薬を使用すれば、その薬の成分自体が、身体にストレスをかけることにもなるのです。

こうしたメカニズムが不明なままで、経験的に理解されて効果を上げているのが、民間療法的な免疫療法、および、代替医療の現状ではないでしょうか。免疫療法、代替療法に携わる医師も患者も、科学的・理論的な裏づけがないために、どこかしらあいまいな気持ちをかかえながら治療にとりくんでいるのではないかと思います。しかし、もしこのメカニズムをきちんと理解すれば、もっと積極的にこうした治療にとりくみ、病を治すことができるでしょう。それは、免疫療法の効果をさらに上げることにつながります。また、病にかからない体調をつくる生き方を提案していくことにもつながります。

自律神経と連動して働くリンパ球と免疫システムのしくみや、さまざまな病気の治療方針については、後の各章でくわしく説明していきますが、まずこの序章では、現代医学がどうして病気を治せないのかという問題を出発点にして、免疫力がなぜ病気を癒やすのか、その全体像を把握してもらいたいと思います。

古いようで新しい免疫学の歴史

十九世紀半ばから二十世紀初頭にかけて、免疫学にたいへんな勃興期《ぼっこうき》が訪れました。感染症は微生物によって引き起こされるもので、さらに、一度感染した動物は生き残った場合、抵抗性を獲得することがあるということをパスツールが発見して、免疫学の発展がはじまったのです。じつはその百年前にジェンナーが天然痘の予防のために種痘をするという発見をしていましたが、そのときは、病気自体が微生物で起こるという概念がなかったために、予防接種自体の行為はあっても免疫学としては発達しませんでした。ですから、免疫学の発展のはじまりは、パスツールがもたらしたものです。パスツールの次に功績が大きかったのは、結核菌を見つけたコッホです。コッホは、感染症は微生物が起こすもので、治ったのに再度病気が起こり、そのときは軽症で治ったという動物や人の血清中には、その病気を予防する抗体というものができている、ということを発見しました。

ところがそれから、免疫系や免疫細胞の研究が発展するまでには、ずいぶん時間がかかりました。リンパ球が関わる免疫のしくみが研究されるようになったのは意外に遅く、一九六〇年代にはいってからのことです。胸腺や骨髄でつくられるT細胞、B細胞などの免疫細胞が見つかるまでは、免疫血清をつくるために抗体についてばかり研究している学問で、それはむしろ、免疫学というよりは血清学とよばれるべきものでした。そんな時代が一九六〇年代まで、約六十年続きました。それが、一九六〇年代にリンパ球と免疫の関連が見つかったことで、免疫学に新しい地平が開けてきました。

T細胞とB細胞の発見のあとも、さまざまなリンパ球が見つかりました。NK細胞が見つかりましたし、一九九〇年代には、私も仲間の研究者たちとともに、胸腺以外の場所で分化する胸腺外分化T細胞という細胞を発見しました。相前後して、T細胞は、抗原を見つけてB細胞が抗体をつくるのを助けるヘルパーT細胞と、抗原をとりのぞく傷害性T細胞があるということもわかってきましたし、さらには、ヘルパーT細胞にはTh1、Th2という種類があることもわかってきました。

また、今度はリンパ球の種類が網羅されるだけではなく、リンパ球が使う抗原を認識するタンパク質の研究や、リンパ球の産生に関わる遺伝子の研究が進みました。たとえば、利根川進が抗体の多様化の謎を解いてノーベル賞をもらったのも、そうした研究の一環です。それから、リンパ球とリンパ球が働くために必要な伝達物質であるサイトカインの研究も進みました。

免疫学はたこつぼ化の危機にある

じっさい、私が二十五年前に免疫の研究にはいったころは、日本の免疫学会に参加しても全部で五百人ぐらいの研究者しかおらず、会場もせいぜい二、三カ所ある程度でした。それが、いまは十倍以上にふくれあがって、免疫学会は七千〜八千人の規模です。そのぐらいたくさんの研究者がいますから、学会の中でも研究分野が細分化されて、大会になると十五くらいの会場にわかれています。しかも、研究の内容自体が細分化しています。ちょっと別の会場にいくと、お互い全然違う研究をしているから、同じ「免疫学者」同士なのにコミュニケーションがとれません。それぞれの研究者がたこつぼ化した研究を行っていて、全体を把握する研究をする免疫学者はほとんどいないのです。だから、ほんとうにせまい仲間うちの研究者同士でしか話ができなくなっています。

こういう現状を見ていると、それでいいのだろうか、という疑問が強くなります。たとえば、医学部の学生が使う免疫学の教科書でも、全体を包括して書ける学者がいませんから、たいてい各章をみんなで分担して執筆している形ばかりです。たまにひとりの学者が全体を書いた教科書を見かけますが、そういう場合は、ずいぶん昔の研究者が書いていたり、あるいは、自分の専門分野の章はたいへん細かく書いていても、ほかの章とのつながりがうまく説明できていなかったりします。分析的研究のいきすぎが、こういうところにも現れているのだな、と感じます。

それに、こうやって細分化された免疫学が、じっさいにガンの免疫や、自己免疫疾患の免疫、あるいはアレルギー疾患の免疫などの、現場の医療に立ち向かうとなると、直接役に立ったということがほとんどありません。まず皆無といっていいほどないのです。臨床免疫学という分野もありますが、これも現状はといえば、完全に治療と研究がわかれてしまっていて、研究と臨床の相互に役立つ関係が生まれていません。研究に携わる研究者たちは、ひたすら分析をするばかりですし、臨床で医療を担っている医師たちも、分析的研究からでてきた結果を応用した対症療法でその場をしのぐことばかりしています。いま現実にガンや自己免疫疾患やアレルギー疾患がたいへんな勢いで増加しているのに、医学研究の進歩は患者の減少や症状の軽減に全然役に立っていないのです。

身体と生命を全体的にとらえる免疫学をめざして

私は、医療の現場で役に立つ、ほんとうに病を治すことにつながる研究があると信じて研究をしてきました。そして、先ほど述べた分析的研究とは違う、もっと全体的に生体の働きをとらえる免疫学の研究に進んできました。この道へ進むきっかけは、白血球の自律神経支配の法則をきちんと把握したことでした。この発見から、免疫システムの全体像がつかめて病気の本体が見えてきたように思ったのです。もちろんこの研究は、私一人で達成したものではありません。東北大学講師だった故斉藤章先生の生物学的二進法の研究や、さらに、私が新潟に来て出会った福田稔《みのる》医師の気圧と感染症の研究に、多くを負っています。そして、この方向に研究を進めるうちに、原因不明といわれていた難病の原因がはっきり見えてきたのです。

免疫学から、ガンのほんとうの原因が見えた

私たちのグループが研究している免疫学の考え方が理解できると、ガンの原因がはっきりとわかってきます。ガンは無理がたたって起こる病気なのです。それは肉体的な無理、たとえば働きすぎや過度に不規則な生活態度である場合もあれば、悩みや悲しみといった精神的な無理・負担だったりと、形はさまざまですが、大きな視点でとらえると、その人を心身共に消耗させるようなストレスがおそいかかって発ガンしていたのです。

医者に「お手上げ」といわれたステージ3の甲状腺ガンをかかえながら、自律神経免疫療法で体調改善。（四十九歳・男性）

私がガンと診断されたのは、約二年前の四月のことです。C型肝炎でインターフェロン治療を受けるために県立病院に入院したのですが、そのときに甲状腺ガンも発見されました。そこで、手術を受けるため、同じ県内の別の病院に転院しました。

手術前の診療では、ガンはステージ1だといわれていました。「五年後の生存率が九五%だから何も心配することはない」、と医師は自信たっぷりにいいました。手術をすれば大丈夫、という言葉を信じて、五月のはじめに、片方の甲状腺を摘出しました。

手術後、変だなと思うところが二点ありました。一つは、手術時間が予定の四時間を二時間もオーバーしていたこと。それから、手術の痕《あと》は水平に一本傷がつくだけだといっていたのに、鏡を見ると、もう一本、縦の傷がついていたことです。医師に尋ねると、「いや、メスがすべったんだ」といいましたが、そんなことがあるものだろうか、何かがおかしい、と思いました。

三週間後、手術標本の病理診断の結果がでました。なんと、私のガンは、リンパ節転移のあるステージ3だった、というのです。「じゃあ、どうしたらいいのですか」ときくと、「残りの甲状腺と転移のあるリンパ節をとるしかない」といいます。医師の口ぶりからは、手術前の自信がすっかり消えていました。「もし手術しないままでいて、ガンが進行したらどうなりますか」ときくと、医師は、両手を上げる仕草をしました。

「お手上げ」ということです。おそらく、正直な気持ちを口にするのは忍びなく、かといって、抑えきることもできずに身体が表現してしまったのでしょう。「ああ、自分のガンはお手上げなんだ」そう思うと、目の前が真っ暗になりました。これからの人生、家族のことを思うとどうしようもない気持ちになり、それがまたストレスとなって、眠れなくなり、熱がでたり、身体中に差しこむような痛みがでたりしました。それを抑えるために、鎮痛剤や睡眠薬を服用し、ますます体力は衰えていきました。

それでも、私は無意識に治癒の道を求めていたのかもしれません。暗い気持ちをかかえたまま、ある日、病院から散歩に出て本屋に入ると、福田稔医師が安保徹教授と協力して書いた本が目にはいりました。じつは、私は、ガンと診断されてから、代替療法の本にもずいぶん目を通していました。何しろ最初は九五％大丈夫といわれていたので、「じゃあ、できることは何でもやっておけば、さらに大丈夫なはずだ」と前向きな姿勢で、アガリクスやメシマコブ、ヤマブシタケといった民間療法食品にも手をだしていたほどです。しかし、ステージ3のガンを宣告され、私は、もっと切実な気持ちで、『ガンはここまで治せる！』（マキノ出版）を読みました。すると、「ガンは治せるんだ」という明るい気持ちがわいてきました。というのも、ガンの原因、発症のしくみ、治るしくみ、どれも納得できるものに思えたからです。医師に「お手上げ」の仕草をされて以来、もう現代医療では助けてもらえないだろう、と感じていましたから、とにかく自律神経免疫療法を受けてみたい、と思うようになりました。そこで、今年の二月に、九州でこの療法にとりくんでいる田島外科を受診しました。

田島圭輔先生は診察をしながら「治療を受け、生活を整えていけば、必ずよくなります」とおっしゃってくれたので、とても勇気づけられ、自信がわいてきました。先生は私の頭部に針を刺そうとして、驚かれました。私の頭は鬱血していて、真っ赤になっていたのです。私の場合は病気が重い状態だったので、福田先生の治療とアドバイスを受けたほうがいいだろう、ということになり、その二日後には新潟に飛びました。

じつは、このときすでに、刺《し》絡《らく》療法の効果が現れはじめていました。というのも、私が自宅から田島外科に向かったときは、もう身体中が疲れきっていて、列車の中でも横にならずにはいられないほどでした。それが、田島先生の治療を受けた後、新潟へ向かうために飛行機に乗ったときには、ふつうに座って旅行ができるほどになっていたのです。

福田先生は、私を診察すると「よくこれで動けるねぇ」とおっしゃいました。そして、やはり頭の鬱血が強すぎる、という診断です。私が「入院生活でなかなか風呂にも入れなかったし」といいますと、「そんなことで、こんなふうにはならないよ」とおっしゃいます。そして、頭を中心に全身に針を打ちました。やはりでてくるのはドロリとした粘りけのある血でした。さらに、不思議なことに、私はほとんど針を刺される痛みを感じていませんでした。福田先生と田島先生が相談して、私は、その後、週に二回、他県から一泊二日で田島外科に通って治療を受けるようになりました。

私の頭の鬱血はとれるまでに三カ月くらいかかりました。治療をはじめると、だんだん鬱血がとれてきました。最初のころは、「Yさんの頭は、世界地図みたいですね」と田島先生がおっしゃるほど、まだら模様に赤みが広がっていましたが、三カ月後には赤みもとれてきました。すると、ずっと悩まされてきた頭の締めつけが消えました。

鬱血がとれてくると、針を刺されるときに、以前は感じなかった鋭い痛みを感じるようになりました。私はインターフェロン治療を受けていたので、ふつうの人よりも強い交感神経緊張状態だったのでしょう。それが治ってきたのだなと、このころ実感しはじめました。

また、治療をはじめたころは、針を打たれるたびに、身体がぽかぽかしてきて、目の前が明るくなるように感じました。それが、三カ月を超えるあたりからは、治療を受けるたびに、汗がにじむようになってきました。それだけ、エネルギーが上がってきたということでしょう。治療を受けるたびに、身体がぐっと楽になり、生きる力がわいてくもう一つ、劇的だったのは、手術の痕が消えてきたことです。じつは、福田先生に初めて診察してもらったとき、私は傷のところに、病院でもらったテープを貼っていました。なんでも、これを貼っておけば、傷痕がめだたなくなるという薬がはいっているとのことでした。ところが、福田先生がそれを見つけるなり「そんなもの貼っていちゃだめだ」とおっしゃるので、すぐにテープをはがし、それっきり貼っていませんでした。「これで、傷痕は残るかもしれないなぁ」と思っていたのですが、それが、いまではほとんど見えないほどに消えているのです。これも私の身体の自然治癒力が上がったおかげに違いないと思っています。

自律神経免疫療法では、リンパ球の数の増減を、治癒をはかる目安にしますが、私は甲状腺を一つ摘出しているためか、白血球の総数が三〇〇〇台で、リンパ球も劇的には増加していません。さらに、C型肝炎もありますし、ガンの手術の直前に、インターフェロン治療を受けていますから、もともとの免疫力がふつうの人より衰えていて、なかなか数値が上がらないのも当然なのです。しかし、体調は目に見えてよくなっています。私の仕事は身体を使う仕事なので、まだ職場には復帰していません。しかし、自宅での療養生活は、病人とは思えないほど、健常者に近い生活を送ることができています。前と同じ仕事はまだ無理ですが、機会を見つけて事務系の仕事をはじめようかと考えるほどに、回復しています。

自律神経免疫療法をはじめてからは、生活も改めました。食事は、玄米食を中心に、野菜や昆布などの繊維の多いものを積極的にとるようにしています。そのせいでしょうか、便にあきらかな違いが現れてきました。以前は便が水の中に沈んだのですが、いまは浮きます。先生がたによれば、これも代謝が正常になっていることの証だそうで、うれしく思っています。

ガンはストレスが原因だと福田先生や田島先生がおっしゃっていますが、私の場合も、思い当たるところがあります。ガンになるまで、私は仕事に打ちこみすぎているところがありました。もともと、人に任せられない性格で、なんでも自分でやらないと気がすまないたちでしたから、大きな仕事が入ると、ついつい無理をしてしまいます。二十四時間ぶっとおしで働いてしまうこともしばしばでしたし、深夜勤務もいとわずやっていました。そうした無理、がんばりが、ガンの原因になったのだと思います。いまは、毎日ストレスをためず、楽しく生きることを心がけています。また、毎日三回、爪の生えぎわのツボをおして副交感神経を刺激する爪もみ療法と、朝晩（風呂の後）の乾布摩擦もしっかり実行しています。

私はいま、いわゆるふつうの現代医療のお世話にはなっていません。「お手上げ」といわれたのですから、もう頼りにする理由も見つからないのです。それに何よりも、自律神経免疫療法によって、ここまで回復できたのですから、これからもこの治療を続けていきたいと思っています。私は治療の過程で、同じように難病に苦しんでこの療法を受ける人に出会いました。なかには、短期間で劇的な効果が上がらないために離れていく人もいました。私の場合、はっきりとした効果がでるまで三カ月ほどかかりました。C型肝炎などの免疫疾患をかかえている場合、やはりなかなかリンパ球が上がりにくく、効果もゆっくりとしか訪れないようです。この療法をためしてみるかどうかの判断は、あくまでも個人の自由だと思います。先の見えないガン患者にとって、目に見える効果が現れるまで時間がかかると、不安になるのもわかります。私の場合も、リンパ球などの数値が上がってくるまで三カ月かかりました。それでも、私を「お手上げ」の重症ガン患者の状態からふつうの日常生活ができるまでに回復させてくれたのは、この自律神経免疫療法でした。そのことに、まちがいはありません。

いままでの医学は、ガンについて、外から何か悪いものが入ってきてガンの遺伝子に作用して発ガンするという考えをとっていました。発ガンの最初のきっかけとなる悪い発ガン物質は外からくるもの、といっていたのです。しかし、私の研究してきた白血球の自律神経支配を理解すれば、発ガンの原因は、まちがいなく身体の内部にあること、つまり私たちの生き方そのものがガンの原因になっているということにたどりつかざるを得ないのです。

外から知らぬまに忍び寄った原因ということだと、予防しよう、対処しようといったところで、害になるものを入れないということくらいしかできません。ところが、原因が自分の無理な生き方や、悩むことなら、これは対処の方法が見えてきます。それにじっさい、民間療法などで、ガンへの恐怖から逃れたら治ったとか、身体にいい食事をとったら治ったとか、あるいは笑う生活を続けたら治ったという実例報告もしばしば耳にしているわけですから、研究者としては、根拠を考えないわけにはいきません。悩みをとり去ることでガンが自然退縮して治るというのは、いったいどういうメカニズムなのか？　免疫学的に見たら、身体の中ではどういうことが起こっているのか。それをあきらかにしたいと思い、研究してきましたし、その成果をたくさんの人に知ってもらいたいと思ってこの本を出版したいと思いました。

三大療法でガンは治らない

ガンという病気が免疫抑制で起こっているということをとらえると、現在さかんに行われているガンの治療法に対しても疑問がわいてきます。いわゆる三大療法、すなわち、手術、抗ガン剤（化学）治療、放射線治療への疑問です。

いまの一般的な考え方では、ガンはまず早期発見で外科的にとるのがいちばんで、とったあとは抗ガン剤でさらにガンをたたく治療を行います。さらに、進行したガンで手術が不可能な場合は、とにかく抗ガン剤や放射線でガンを小さくすることをめざします。この三大療法の全盛時代が、ガン治療の現場ではずっと続いています。

この三大療法には共通していることがあります。それは、いずれもガンを物理的に小さくする方法だ、ということです。手術はガンをとりのぞくわけですから、当然ガンはとりあえず小さくなるし、あるいは、うまくとれればきれいになくなります。しかし同時に、手術という、身体にとっては衝撃的な組織破壊によって身体中の免疫の働きが抑制されます。つまり、全身的な免疫抑制を起こすのです。ほかの二つの療法は、さらにもっと強い免疫抑制を起こします。詳しいメカニズムは第二章の中で解説しますが、抗ガン剤も放射線治療も免疫機能を徹底的に抑制してガンを小さくしています。となると、これらの三大療法は、いったんはガン組織を小さくはできるものの、治療が一段落つくころには、身体の中で免疫抑制が強く起こって、リンパ球の数が激減してしまいます。つまり、免疫の戦う力がない状態で治療が終わるわけです。すると、今度また、ストレスがかかってガンが再度勢いを盛り返した場合、もう身体は対抗する力がなくなっていますから、ガンがすばやく進行して手の施しようがないという事態になってしまうのです。

放射線治療は、ガン組織のみにピンポイント的に放射線を当てるので身体に負担がないのでは、と考える人もいるかもしれません。ところがじっさいには、どんなに範囲をしぼって照射しても、全身で免疫抑制が起こります。というのも、私たちの身体というのは、組織が一部でも破壊されると、その部分をすばやく修復しようとするために、身体全体が交感神経緊張状態になって、その結果免疫が強く抑制されるという反応が起こるのです。これは放射線照射だけではなく、たとえば大火傷を負ったり、交通事故で大けがを負ったりするときに起こる免疫抑制と同じしくみです。

このように、ガンの三大療法はいずれも、ガンを自然退縮に導く身体の力、すなわち免疫力を徹底的に抑制してしまうものであり、ガンを根本的に治すという目的には本来的に適さないものなのです。じっさい、ガンをとりのぞく大手術を受けたら別人のようにやつれてしまった、抗ガン剤治療をしたらとてもふつうの生活は送れないほど体力がおちてしまった、放射線治療を受けるとだるくて何もできない、という体験をした患者さんは少なくありません。そうした感覚こそ、じつはこれらの療法が身体に与えている大きな負担を知らせているのです。

近年、一部の医師や患者は、三大療法の矛盾、現代医療の問題に気づきはじめています。セカンドオピニオンという言葉が浸透してきて、自分が納得して治療を受けられる医師を積極的に探す患者も増えてきましたし、医師の側にも代替療法、補完療法を積極的にとりいれようとする人が現れはじめています。おそらくいまは、安易な三大療法の反省がはじまっている時期ではないかと思います。

免疫力を上げればガンは自然退縮する

私は、福田稔医師をはじめとする仲間の臨床医師たちとともに、一九九〇年代から、白血球の自律神経支配の法則に基づいた治療にとりくみ、ガンの自然退縮の実例をいくつもいくつも目にしてきました。仲間の医師たちの治療を見ていて感じたことは、副交感神経を刺激して免疫力を上げて治すこの治療においては、医師と患者の両方が、強い意志をもってとりくむ必要があるということです。ガンになったということは、いままでの自分の生き方に強いストレス、ゆがみがあったわけですから、患者は、それを直すことしか根治への道はない、と納得して生き方を変え、医師はその手助けをしていくのです。私たちの仲間の医師たちはみな、患者のストレスを聞きだし、生活上に問題がないか把握して、アドバイスをしています。そうやって、生き方すべてを変えていかないと、発ガンを促すほどの免疫抑制の状態から、患者が脱却できないからです。ほんとうに患者の苦しみを減らし、できれば消し去り、病気から逃れさせてあげたいと思えば、おのずと医師の側もそうした態度で医療に臨むようになります。そのとき、患者の側でもぜひ、自分の生き方を変えるのだという意志をもって、治療にとりくんでほしいのです。

ガン患者が、発ガンを促すような生き方や生活を変えるための指針として、この本の第二章で、四カ条というのを紹介しています。まず、ストレスをかかえこむような生活から脱却すること。次に、数々の実例が示すとおり、免疫力を上げればガンは治らない病気ではないのだから、ガンに対する恐怖からいっさい逃れること。三つめは、体力、とくに免疫力を消耗する治療を受けないこと、続けないこと。そして最後に、積極的に免疫機能を高める治療を行うということ。この四つのガイドラインにきちんと従って治療にとりくめば、ガンは治癒に向かうのです。

免疫力を上げるとどうしてガンが治るのか

私たちの仲間の医師たちも含めて、いま、免疫を上げるために代替医療や補完医療に積極的にとりくもうとしている医師が増えています。それらのメカニズムは免疫学という科学によって裏づけられます。そのことを、この本ではきちんと説明していきます。

代替医療は、現代医療とはまったく違う方向から治療にとりくみます。ですから、どうしてその治療が効くのかという裏づけとなる理論、すなわち、白血球の自律神経支配の理論を知らずにいると、経験則に頼るしかなく、いわば手探りで治療をすることになります。すると、医師も患者もなかなか自信をもって医療行為にとりくめません。また、いくら治癒例がたくさんあっても、理論がないと、現代医学の側から、つねに疑惑のまなざしを向けられるままです。このジレンマをなんとかしたい、と思ったのが、この本をつくろうと思いたった一つの理由でした。

もし医師も、そして患者も、この自律神経と免疫システムの関係を理解すれば、身体を消耗させるまちがった治療を受けることなく、もっとスムーズに治癒に向かう医療を選ぶことができるのではないか、と私は考えています。いま、ガンにかかったけれど、現代医療に疑問を抱いて、民間療法や代替医療をためし、治癒を得たという人が増えています。進行ガンでも治ったという人が何人もでてきています。ところが、せっかく症例の数が増えてきたのに、そういう治療がどうして効くのかということについて、医師も含めた万人を説得する医学的・免疫学的な基盤がありませんでした。また、プロポリス、メシマコブ、アガリクス、玄米食など、民間療法はどれも免疫力アップをうたっていますが、免疫力を上げるとどうしてガンが治るのか、それを説明する理論は紹介されていませんでした。これらの食べ物がどのようなメカニズムで免疫力を上げているのかも、示されていません。それをこの本ではぜひあきらかにし、統合的に説明していきたいと考えています。

もちろん、現代医学的なガンの治療法も、上手にとりいれることは不可能ではありません。現代医療の効果的なとりいれ方も含めた、詳しいガンの治療の指針については、第二章の中でふれていきます。

ガンの治療、免疫抑制の病気の治療、アレルギー疾患の治療に関して、これだけ民間療法や代替療法から続々と治癒例が報告されているのですから、現代医学の治療のあり方に、そろそろコペルニクス的な発想の転換が起こってもおかしくないという機運を感じています。そんな時代に、私の免疫学の理論を系統だてて知ってもらうことができれば、医師の側にも、患者の側にも、ガンをはじめとする難病治療の新しい流れを後押しできるのではないか、とそんなふうにも考えています。

ガンは怖くない

ガンという病気に対して、ふつうの人はたいへんな恐怖を抱いています。かかってしまったら最後、もう治らないと思っている人が多いようです。しかし、私たちの仲間の医師たちの経験では、免疫力がある程度残っていれば、つまり、体力の消耗がまだ進んでいなければ、かなりの高率で、治癒が得られるのです。だから、けっして怖がる必要はないのです。

わかりやすい基準としては、普通食が食べられること、そして自宅で日常生活を送ることができる状態であれば、治癒率は進行ガンで六～七割です。つまり、圧倒的に治る人が多いのです。食事を整え、入浴など血行を促す行為を積極的に実行し、笑いのあるよい精神状態で日々をすごして下さい。身体によいことにとりくむほど、治癒率は上がっていきます。ガンというのは、それまでの生き方のゆがみがもたらした免疫力低下によって起こるのですから、いわば広い意味で、生活習慣病ともいえる病なのです。だからこそ、心理的な、精神的な側面まで含めて生活を整えていくことこそ、治癒への道なのです。

では、ある程度消耗が進んでしまった患者の場合は、治癒の望みはないのでしょうか。そんなことはありません。たとえば、ガンがあまりにも広がったり大きくなったりしすぎると、ガン組織をすっかり消し去ることは困難です。しかし、やはり生活と生き方を変えていけば、ガンの勢いは衰えます。ガンがそれほど劇的に縮小しなくても、ガンをかかえたままで、ＱＯＬ（生活の質）の高い日々を送ることができます。人によっては、ガンをかかえながら、ある程度ふつうの生活に復帰することも可能です。悪性のガン患者でも、免疫療法を行うと、現代医学が宣告するよりもずっと長く生き延びることができるケースがひじょうに多いのです。

また、治療の効果を高めるという意味でも、ガンへの恐怖をぜひ脱却してほしいと思っています。恐怖心を抱くと人間の身体はどうなるのでしょうか？　身体はこわばり、血行が抑えられます。つまり、恐怖を抱くということは、交感神経を緊張させることであり、それは免疫力を低めてしまうことにつながるのです。自分の恐怖心が病気をよび、病気を重くしているのです。

前にも述べましたが、ガンは自分の生き方のゆがみ、まちがいから生まれたものですから、基本的にはそれを直せば、治ります。進行ガンでも、六～七割は治癒に向かうのです。その事実をしっかりと認識してください。ガンになったらどうしよう、と不安になったり、あるいはガンが治ってからも再発を怖れてびくびくしていると、それがガンをよぶのです。まさに発ガンをよぶ体調をつくるのが恐怖心なのです。ガンの治療の第一歩、そしてガンの予防の第一歩は、ガンへの恐怖心から脱却することなのです。

現代医療がガンの痛みをもたらしている

多くの人がガンを怖い病気だと思っている理由の一つに、ガン患者の壮絶な苦しみ、痛みのイメージがあります。何時間にも及ぶ大手術を受け、疲弊し、すっかり体力を落としてしまう患者の姿。抗ガン剤治療や放射線治療の副作用でやつれ、髪が抜け落ち、ごはんも食べられず点滴で生きながらえる姿。痛みをとるために投与されたモルヒネで、目もうつろになり、ベッドや車いすで朦朧とした日々をすごす姿。こうした患者を家族や友人知人として目のあたりにしてしまったり、あるいはメディアを通して目にしてしまうと、ふつうの人なら、「ああガンは恐ろしい」と大きな恐怖感を抱くのも当然です。

しかし、よく考えてみると、これらのガンの苦しみは、ガンそのものがもたらしているものではないのです。身体が病を脱却しようと起こしている治癒の反応を抑えつけるような薬物を投与したり処置をしたりしているせいなのです。薬の抑えこみに反発し、みずからの力で病を脱却しようとする生命力が起こす、そのせめぎあいが、あのような苦しみ、痛みを生んでいるのです。というのも血流を増やす反応は、強く起こったときは痛みを伴うからです。となれば、生体の反応、免疫システムを抑えつけるような治療をしなければ、あれほどの悲惨な痛みや苦しみはそうそう起こってはきません。

たとえば、私の仲間の医師たちが免疫療法で治療している患者たちは、治療によるひどい消耗に苦しむことはありません。それどころか、リンパ球移入療法という、やはり別の形で免疫力を高める治療を行っている医師たちの患者も、抗ガン剤治療や放射線治療や手術を受けた患者たちのような激しい消耗・苦痛を感じることはないといいます。もちろん、治癒の過程で、発熱や痛みが短期間でることはあります。しかし、いつまでも見込みなくずるずると苦痛と消耗が続くことはありえないのです。結局、あのガンの壮絶な苦しみのほとんどは、現代医療が生みだしているものなのです。

ガンの痛みや発熱は、身体が失われた血流をとりもどそうとしている、いわば治癒反応です。だから、強い薬をつかって免疫を抑えれば抑えるほど、薬が切れたときにでる反応、リバウンドが激しくつらいものになります。さらに、いまのガン治療では、抗ガン剤治療で免疫を徹底的にたたいた後に、もうどうにも痛みが抑えられないところまでくると、今度はモルヒネなどの麻薬で痛みを緩和するというケアにはいります。しかし、モルヒネを含めた麻薬というのは、すさまじく強い免疫抑制を行い、交感神経を緊張させるものです。すると、いかに麻薬といえども、薬は切れるときがきますから、こんどは抑えこまれていた痛みがものすごい勢いではねかえるようにでてきます。そして、ますます免疫力が低下していくことになります。

また、薬で交感神経を徹底的に緊張させているわけですから、体力の消耗も激しくなります。皆さんご存じのように、麻薬の常習犯というのは、みな老人のようにやつれていますし、末期のガン患者で麻薬を投与された人もみんなやつれていきます。そのようすを思い出せば、いかに麻薬が免疫力を抑制しているか、一般の人でもわかると思います。

いまの医療は薬に頼り切っている

私たちが病気になると、熱がでたり、痛みがでたり、下痢をしたり、あるいは咳がでたりと、いろいろな症状が現れます。どれも、患者さん自身にとってはつらい症状です。医師のほうには、なんとか苦しみをとってあげたいという気持ちがあり、その気持ちを形にするべく、現代医療は過去数十年にわたり、症状を徹底的に薬でとり去るという方向に進んできました。

しかし、私が仲間の医師たちと研究を続けてきてわかったことは、そういうつらい症状こそ、じつは治癒のために必要なものだ、ということでした。そうした苦しい症状を通してこそ、病気は治癒へ向かうというのが、生き物としての人間の、病気からの脱却の自然なプロセスだったのです。すると、これまでの現代医療は、症状をむやみに消すことばかりに専心してきたために、結果として治癒とは正反対の方向に向かっていたことがわかってきました。そして、それが、患者にかえって深刻な苦しみを与えていることも見えてきたのです。

痛む、熱をもつ、あるいは赤く腫れあがる、発疹がでるということは、血流が増えて、いわば身体が燃え上がっている状態です。こういうときは、じつに不快です。たとえば、熱がでると必ず身体がだるくなります。熱が上がると、横にならざるを得ないほどぐあいが悪くなります。しかし、その症状こそ、患部に血流を送って治癒を起こそうとしている身体の自然な治癒反応だと理解することが大切です。熱があるから、痛みがあるからこそ、治癒に向かうのです。逆に、熱を抑えるということは、代謝を抑制して身体を冷たくしていく反応です。ということは、熱がなければ治癒も起こりません。このことがわかれば、やたらと薬で症状を抑えこむことはけっして身体にいいわけではないということがわかってきます。対症療法がほんとうの治癒をもたらさないしくみは、こういうわけだったのです。

強力な現代薬が病を深くした

かつて、まだ薬の力がそれほど強くなかった時代は、対症療法のよくない影響も小さくてすんでいました。薬自体の作用がそれほど強くはありませんでしたから、症状をせいぜい二、三割減らす程度のもので、患者のつらさを減らしながら、治癒反応も適度に温存されていました。だから、対症療法を続けていても、医療自体は破綻をきたさない時代が長い間続いていました。

ところが、医学が進歩し、同時に薬学が飛躍的に進歩したことで、ひじょうに強い薬が開発できるようになりました。すなわち、症状を徹底的に抑えこむ薬です。その最たるものが消炎鎮痛剤、ステロイド、そして免疫抑制剤です。これらの薬を使うと、効きめの強い薬ですから、あっというまに治癒反応が止まります。すると、不快な症状が表面的に、一時的にとれますから、患者さんも治ったように錯覚してしまいますし、医師のほうも治療がひじょうにいい結果に進んでいるように思ってしまうわけです。でも、ほんとうはこういう強い対症療法を続けると、身体を修復する反応が止まってしまう危険性が大いにあるのです。いま、さまざまな強い薬がつぎつぎと開発され、それらを使った対症療法的医療行為が盛んに行われています。そして、同時に、病気が治りにくくなっているという皮肉な状況が生まれています。それは、対症療法薬が真の治癒をもたらしていないことの、まぎれもない証なのです。

対症療法では慢性疾患は治らない

たしかに、対症療法がひじょうに有効な場合もあります。たとえば、急性の疾患で、薬が短いあいだだけ使われる場合は、薬と疾患との短期間のせめぎあいで、症状と薬の力のバランスがうまく働いて、よい形で治ってしまうことが期待できます。しかし、慢性疾患の場合は、対症療法はやはり危険といわざるを得ません。ゆるやかに続いている症状を長期間力ずくで押さえ込むことで、治癒への反応をすっかり止めてしまうからです。じっさい、いま医療が困難に直面しているのは、急性疾患ではなくて慢性疾患です。慢性疾患がどんどん治りにくくなっている、難治化しているという現実があります。

じつは、対症療法薬礼賛の治療法がはびこったのには、西洋医学の発達史上の背景があります。西洋医学の基礎的な発達段階で、薬が果たした役割がひじょうに大きかったために、とにかく病気は薬で治すという方向で医療が進んでしまったのです。

たとえば、西洋医学が飛躍的に発達を始めた最初のきっかけは、麻酔薬の進歩でした。麻酔薬を使えるようになったから手術ができるようになりました。この進歩はとても大きなものでした。それから、消毒ができるようになり、無菌操作が可能になって、感染症から逃れることができるようになりました。さらに抗生物質の登場で、感染症から脱却する進歩も手にしましたし、それにともなって手術法の進歩、あるいは救急医学の進歩も達成されました。西洋医学・薬学が感染症や事故による負傷などの急性の疾患に果たした役割は、たしかに巨大なものでした。

しかし、これだけ進歩をとげた西洋医学が、慢性疾患については、現在ほとんどお手上げの状態におちいっています。膠原病、ガン、アレルギー疾患、その他、潰瘍性大腸炎などの組織障害を伴う疾患に関しては、ことごとく医療が停滞しています。むしろ、こうした慢性疾患の患者の数は右肩上がりで増えています。この事実を目のあたりにすると、やはり現在の医療のめざしている方向に疑問を投げかけざるを得ません。西洋医学の進んできた方向では病気は治らないのではないか、というところから出発して研究を進めるにつれ、私には、病気の不快な症状は治癒反応であるということが見えてきました。そして、こういう反応はむしろある程度まで積極的に促進してあげなければいけない、という考え方が必要だとわかってきたのです。

身体のシステム全体をとらえる統合医学へ

もちろん、現代医学に対してこうした疑問をもっているのは、私だけではありません。近年、統合医療、統合医学、あるいは全体医学とよばれる、身体全体をとらえる医学が大切だという声が大きくなってきています。そこには、現代医療への反省があるように思えます。

この十数年の医学の進歩は分析的な方向をめざし、分子の問題や遺伝子の問題の謎を解いてきました。ところが、振り返ってみると、それで根本的に病気が治るような進歩が現実にはもたらされていません。正直に申し上げて、あまり医療の現場に役に立たないような発展をしている、と思われてもしようがないような方向へばかり進んできました。

その反省にたって、いま、統合医療が大切だといわれはじめています。全人的医療という言葉でよばれることもあります。では、どうしたらそういう医療を達成できるのでしょうか。ここが、医学に携わる側も、患者の側も、意外にわかっていないように私は感じています。たとえばよく、医者の人格を磨けという提言がされたりします。しかしこれではあまりにも漠然としています。患者にもっと親切にしましょうとか、あるいは患者の目線で考えましょう、といったところで、治療自体はいままでどおり対症療法一辺倒だとしたら、現代医療の根本的な問題からは目をそらしているも同然です。真の統合的な医療が実践できるはずがありません。

生命をはぐくみ体調を整える三つの体内システムを理解せよ

それでは、真に患者のためになり、医師が自信をもってとりくめる全人的医療をめざすには、何が必要なのでしょうか。

統合医療にきちんととりくめるかどうかは、身体というシステムを全体的にとらえ、その働きを統合的にとらえられるか、ということにかかっていると、私は思います。たとえば人間の身体には、身体の全体を網羅できるシステムがたくさんあります。身体の働きをまるごと網にかけて逃さずとらえているようなシステムがありますから、それを理解することが肝心です。たとえば、この本でとりあげる自律神経系のシステム、白血球のシステム、代謝エネルギーのシステムなどがそうです。これらを理解することで、身体のしくみ、病気のメカニズムをとらえることができるようになります。

たとえば、代謝エネルギーのシステムとは、エネルギーを消費・蓄積するシステムです。人間が生きていくという意味では、じつは、身体の中でこれ以外の行動はありません。エネルギーをとりいれて、使って、余剰があればためるし、たりなくなれば蓄積分からとりだして使う。細胞というミクロのレベルも含めて、身体のすべての活動がこのエネルギーのシステムに依っています。ということは、ありとあらゆる活動がこのシステムとともにあるわけですから、あらゆる疾患も必ずこのエネルギーのシステムと関わっているわけです。この視点から見ていくと、エネルギーの過剰消費とか、あるいは過剰蓄積とかで身体の活動が破綻をきたしていくようすもわかってきます。するとそこからさまざまな病気とのつながりが理解できます。エネルギーのシステムをとらえれば、人間の身体で起こることを、けっして見逃すことはありません。

すべての生体活動に関わる自律神経に着目する

自律神経のシステムも同じように、ひじょうに重要です。自律神経とは、交感神経と副交感神経が織りなすシステムで、エネルギーのシステムと密接に関わっているシステムです。交感神経は身体の興奮をつかさどり、副交感神経は身体をリラックスさせます。この緩急のバランスこそが、私たちの行動のすべてをつくりだしていますから、身体で起こる病気で自律神経と関わりのないものなど一つもないわけです。自律神経のシステムは病気のすべてをもらさず包みこんでいる、そんな印象すら受けます。そして、この自律神経に支配されている白血球を見ることで、病気の起こるさま、治るさまがますますわかってきます。白血球は、基本はマクロファージという形をしていますが、そこから進化して細菌を処理する顆粒球、免疫をつかさどるリンパ球が生まれました。これらの白血球が自律神経に支配されているために、自律神経のバランスの乱れが、感染症だけでなくすべての病気が起こったり治ったりする過程に関わってくるのです。たとえば、強いストレスを受けたりがんばりすぎると交感神経が興奮して顆粒球増多になって組織破壊の病気が起こりますし、のんびりリラックスしすぎると副交感神経が過剰優位になってリンパ球増加でアレルギー性の病気が起きます。すると、病気の謎が全部解けてきます。自律神経のシステムに注目すれば、病気のしくみをあますことなくとらえることができるのです。

ですから、身体の中にあるこうした統合的なシステムに注目していくことこそ、統合医療のほんとうのアプローチになるはずだ、と私は考えています。もちろん、医師の人格を磨くということも大切なことではありますが、それは、解釈がいかようにも可能なアプローチですし、また個人の資質と努力にあまりにも頼りすぎています。そうではなくて、専門家としての知識を駆使しながら、客観的に病気というものを理解する方法として、こうしたシステムを把握できれば、その乱れに対処する方法や、治療の方向が見えてきて、ついには適切な医療も見えてくるのではないか、と私は考えます。

エネルギーのシステムから新しい医療が見える

じっさいのところ、いままで、身体のエネルギーの問題は医療できちんと扱われていません。人間の身体はどのようにしてエネルギーを得ているのかというと、ものを食べて、それを呼吸で得た酸素で燃焼させるという形で得ています。最近、さまざまな分野の人たちが食が大切だとか、呼吸が大切だと訴えはじめていますが、それは結局、人間が生きていくエネルギーの取り方そのものに直接いきつくからです。

ところが残念なことに、そうした人たちでも、食は大切だという人は食のことしかふれませんし、呼吸が大切だという人は呼吸のことしか理解していません。この両方がそろってはじめてエネルギーが生まれるのに、そこのところは理解されていないのです。食べることと息をすること、このどちらがなくてもだめなのです。このどちらか、あるいは両方が断たれてしまったら生きていけませんし、さらに、多くとりすぎて、エネルギーが過剰になっても破綻を起こします。相互のバランスと全体のバランスで統合的に働いて、人間、生き物の活動を支えているのが、このエネルギーのシステムなのです。となると、分子や遺伝子といった、人間や生きものの身体をつくる設計図のようなものがいくら詳細にわかったところで、それで完全に病気をなくすことができるということにはならないことがわかってきます。なにしろ、遺伝子や、遺伝子でつくる構成細胞は、それだけでは動けないのです。エネルギーがあってはじめて活動できるものだからです。

このようなエネルギー系を医学や医療にとりいれた先駆的な研究を続けてきたのが、元東京大学講師の西原克成先生です。重力と生物の進化、冷えや口呼吸と免疫の病気などの研究を続け、現在も、西原研究所所長として東京の六本木で活躍しています（巻末の参考文献参照）。西原先生のような研究者が正しく評価されたとき、ほんとうの医学が完成するのだと、私は思っています。

食と呼吸こそ生命エネルギーの源だ

エネルギーのシステムを動かす力は、食と呼吸で得られます。となれば、食の場合はやはり十分な栄養をとって、食べたものが消化されてきちんと排泄されるというルートが守られているかどうかが肝心です。食べる量が多くてもだめだし、少なくてもだめだし、また、消化管で食べたものが停滞してもだめだし、あるいははやくですぎて下痢してもだめです。それから、よく知られていることですが、腸管にはさまざまな細菌がすみついて、食べものを消化するための発酵を助けていますから、そうした細菌が集まる細菌叢《さいきんそう》がきちんと完成されているかということも大切です。となれば、抗生物質を使う治療が長引いて腸管の細菌叢が壊れてしまうことが、いかに身体全体によくないことか、と理解できます。そして、安易に抗生物質を服用するというまちがいをさける判断ができるようになります。

さらに、エネルギーというのは燃焼してはじめて大きく利用できるものです。ということは、熱を奪うようなことをすれば、エネルギーの無駄遣いをすることになります。つまり、身体が冷えていれば、それだけ温めるのにエネルギーが必要になる、ということです。具体的にいえば、身体の冷えるような格好をしていたり、冷える環境（冷房）に長くとどまったり、あるいは冷たいものをたくさん飲んでいつも腸管を冷やすことも、エネルギーのロスにつながり、病気の原因になります。

クーラーと冷蔵庫が病気を増やした

じっさい、生活を心地よくしてくれたはずの現代文明の利便性が、病気を深刻にしていたのです。冷蔵庫の普及と冷房の普及は、生活を快適にする一方で、病気を増やす大きな原因にもなってきました。人間は恒温動物で、体内温度としては、つねに三十七～八度の温度が必要なのですが、それを外から冷やす機会がひじょうに増えたのがこの数十年でした。環境が冷える方向に向かうから、身体のほうは体温を保とうとエネルギーを消耗します。これが、文明のもたらした現実です。そう考えると、いまの慢性疾患の根元的な原因の一つは、文明化だったのだ、ともいえます。とくにいまの子どもたちはよく冷えた飲みものが大好きなようで、昔の子どもに比べると考えられないほどの大量の冷たいジュースや冷たい牛乳を口にしています。それが喉を冷やし、消化管を冷やし、子どもたちの体力を奪い、抵抗力を落としているのです。冬にアイスクリームを食べるなどということは、たいへん危険な行為なのです。

また、近代的なオフィスで働く女性たちの多くが、いわゆる冷房病に悩んでいます。職場できつい強い冷房にあたり、仕事が終わって家に帰ってくると、寒さから解放されて身体が温まります。温まるということは血管が開いて血流が増えることですが、激しく冷やされた反動で血流量が急に激しく上昇すると、だるくなるといった不快な症状が現れます。副交感神経が過剰に優位になる状態ですから、おなかが痛くなったりもします。痛みのほんとうの原因をわかっていない人は、おなかが痛いと病院に行って消炎鎮痛剤をもらってきて痛みをとろうとするのですが、消炎鎮痛剤自体が身体を強く冷やす作用を目的としています。となると、出口のない冷えの世界へ、自分で足を踏み入れていることになってしまうわけです。

女性にとって冷えは大敵、と経験的に、あるいは本能的にわかっている人はたくさんいます。しかし、冷えが病気をもたらすしくみがわかっていないから、逆効果の薬を服用しています。すると、自分では痛みをとりのぞいているつもりが、どんどん本格的なエネルギーシステムの破綻を引き起こし、ついには、さまざまな病気を起こしてしまうのです。おそらく、女性の生殖機能器官での発ガンは、ほとんどが冷えから誘発されていると思います。また、発ガンには至らなくても、月経困難症、子宮内膜症、子宮筋腫、卵管炎、卵巣嚢腫なども、冷やされたり、あるいは消炎鎮痛剤を長く服用しすぎて起こる病気だと考えられます。となれば、エネルギーの概念を理解することがさらに大切になります。

前にもふれましたが、このエネルギーのシステムは、自律神経と連動しています。いわば、身体にはいってきたエネルギーを効率よく使うという指示を全身の細胞にだしているのが自律神経です。だから自律神経も、身体や体調というものを全体的に把握できるシステムです。

自律神経はすべての細胞を統合する

自律神経は身体の細胞全体を統合しています。人間も含めて生きものはすべて、単細胞生物から進化しましたが、もともと細胞というのは一つですべての機能を果たしていました。ものを捕食し、消化し、エネルギーをとりだし、排泄し、異物を処理する、これらの活動をたった一つの細胞ですべて行っていたわけです。ところが、進化するにつれて、細胞は役割を分担するようになりました。人間の体細胞一つ一つは、本来もっている機能の一部だけを使うように進化したのです。最近よく話題になっていることですが、遺伝子のスイッチオン、スイッチオフを巧妙に実行して、ごく一部の能力だけを発揮しているわけです。じっさい、ほとんどの遺伝子がオフで、ほんのごく一部の遺伝子だけがオンにされて皮膚の細胞になり、腸の細胞になり、神経の細胞になり、と、役割を特化しています。すると、そこまで専門化した細胞をまとめて、それぞれがいつ休み、いつ働くかという指示が必要となるのですが、この指示をだしているのが自律神経です。

ところが、そんな専門化した人間の体細胞の中にも、かつての単細胞時代のように、なんでも自分でこなそうという細胞が残っています。これが、白血球です。白血球は、単細胞生物時代の性質を残しています。つまり、ほとんどの遺伝子のスイッチがオンになっていて、単細胞のアメーバのようにありとあらゆる機能をいまでも保持しているという、そういう細胞なのです。白血球はアメーバみたいな形をしていて、標的となるものをむさぼるように食べて消化・分解する能力をそなえています。これを貪食《どんしょく》といいますが、この能力を生かして、異物をとらえて消化・分解するということで、身体の中では防御細胞になっているわけです。白血球は異物が外から侵入してきても戦って処理してしまうし、また、身体の内部で害となるような異常な細胞が生まれたときも、それを排除・処理する力をもっています。つまり、身体中を防御するシステムが、白血球なのです。

こう考えてみると、人間の身体で起こること、つまり病気・健康というものを統合的・全体的に把握するには、エネルギーのシステム、自律神経のシステム、白血球のシステムという三つのシステムのありようと、その相互的な働きを知ることがどうしても必要です。一つ一つだけを理解していても、体調というものを把握することはできません。この三つのシステムのバランス、相互作用を理解することが大切なのです。

現代医学は分析におぼれている

医学も科学もいま分析的な研究が主流になっています。医学の最先端といえば、ゲノム、分子の研究です。私の見るところ、研究者たちは、どんどん微細な方向へと分析を進めていけば、いつか全体像があきらかになってくるのではないかという希望的観測を胸に、分析的研究に熱中しているのではないかと思います。ところが、現実はといえば、分析を続ければ続けるほど、さらにもっと細かい分析が必要な研究に進むばかりで、全体が見えるということがありません。細かく細かく進んでいったらもとにもどる、ということは、やはりないのではないかと思います。つまり、そこが近代科学の盲点だったのだ、とも思えるのです。

医学も含めた科学の進歩は、つねに微細なものを求めて進んできました。組織が細胞になり、細胞が分子になり、分子から原子や電子になり、さらには原子を構成している素粒子へと視点が移っていったわけですが、だんだん全体像とかけはなれていくばかりで、全体像が見えてくるということは、残念ながらありませんでした。まったく違った世界が見えてくるだけで、全体像は見えてこなかったのです。

やはり構成要素の研究は構成要素の研究で終わる、というのが現実です。もちろん、構成要素の研究が無意味だということでは、けっしてありません。微細なものを研究していくうちに、細菌やウイルス、分子、遺伝子のことが理解できましたし、私の唱えている免疫学が、実験やデータなどを駆使して科学的な理論づけをしながら構築できたのも、こうした研究のおかげですから、これはこれで、とても大切なものです。

問題なのは、分析的研究一辺倒になっているということなのです。私の見るところ、医学の研究の五〇%は構成要素を分析する研究が必要だと思います。しかし、同時に、残りの五〇%は、先に述べたような、全体を包むシステムを見すえながら、人間の身体とそこで起こる病という現象を統合的に理解していくという研究が必要なのではないか、と思うのです。

いまの医学は「知識はあれど、知恵は回らず」

同時に、じっさいに医療に携わる現場の医師の方たちにも、病気をもっと統合的な視点からとらえてもらいたいと思っています。これは、いまの医学教育にも問題があるのかもしれません。医学を学ぼうとすると、覚えなければならない知識が膨大なために、勉強するのにひじょうに時間がかかるようになりました。だから、医者の卵たちは、既成の事実、知識を身につけることにひたすら一生懸命になっています。そのせいでしょうか、自分で問題を見つけて提起し、それを解決するという能力が発揮できなくなっているようです。ある意味では、知識や教養が邪魔をしているのでしょう。謎をとらえて自分で追究して考える力がなくなってきているように見えます。

そういう姿勢は、じっさいに医療の現場にでたときに、患者さんに対しても現れてしまいます。とにかく、教科書に書いてある知識に当てはめて患者を診るばかりになってしまうのです。あるいは先輩がやったことをまねるだけだったり、先輩に教えられたことを治療として行うだけで、満足してしまいます。また、権威のある研究者や大学の偉い先生たちがこうやっているからたぶん最先端だろう、と安易な気持ちで医療行為に携わっている医師も少なくないでしょう。全員がそうだとはいいませんが、自分の頭でほんとうに病態把握をしようとか、患者さんのいまの病態はどういうことなのだろう、と考える医師が少なくなっているように思えます。これはおそらく、医学の分野だけでなく、現代社会のいろんな分野で起こっている傾向だと思います。経済や教育の分野でも、同じではないでしょうか。知識はあれど、知恵は回らずという状況が現代の日本にあまりにも多いのは残念なことです。

「やわらかい」頭でパーキンソン病の謎にとりくむ

ほんとうに患者の病態を把握しようと思えば、頭を柔軟にして、まさに知恵を回していかないとできません。これは、簡単なことではありませんが、同時に、研究者にとっては、本来はいちばん醍醐味を感じられる、おもしろい部分だと思います。患者の状態を見ながら、病気の謎にとりくみ、病気を治してあげながら、自分の知識、医師としての力も鍛えられていけば、それは双方にとってよろこばしいことだと思うのです。

たとえば、私はこのところ、パーキンソン病の研究をしています。パーキンソン病の患者さんは、筋肉がかたくなっています。かたくなって震えるのが、パーキンソン病のいちばん顕著な症状です。では、いまの医療はどういう治療をしているかというと、交感神経緊張薬であるドーパミンの前駆体を処方しています。というのも、ある研究者たちがパーキンソン病患者の脳を調べてみたら、黒質という部分の細胞がひどく損なわれていたので、黒質はドーパミン産生細胞だからおそらくドーパミンを補給したら治るはずだ、という概念を提出したからです。この概念はあっというまに広がって、いまでは、パーキンソン病治療といえばドーパミン前駆体補給、というのが当たり前のようになっています。じっさい、パーキンソン病の脳を研究した研究者たちは、ノーベル賞もとりました。そのため、権威のある説だ、まちがいない、という判断で、いまの治療はひたすらその方向に走っているわけです。

ところが、ドーパミンは交感神経緊張を促す神経伝達物質の一つです。だから、その前駆体を投与されると、患者さんの身体はさらにかたくなって、どんどん動けなくなります。私は患者たちの様子を見ていて、疑問をもちました。はたしてこれで、ほんとうに病は治癒に向かっているのだろうか、と首をかしげていたのです。

現実として、近年、パーキンソン病の患者が、爆発的に増えています。なぜだか原因はわかってはいませんが、たいへんな勢いで増えています。なぜなのだろう、と疑問を胸に患者たちの症状を調べているうちに、私は、パーキンソン病の発病の背景に、強いストレス＝交感神経緊張状態があるのではないか、と考えるようになりました。

まず、パーキンソン病の患者さんはたいてい不眠に苦しんでいます。眠れなくなるのです。それから、たいへん頑固な便秘に悩んでいる人もたくさんいます。これらの症状はどれもあきらかな交感神経緊張状態を示しています。ですから、原因はともかく、病態として、自律神経のシステムから見れば、パーキンソン病患者が極度の交感神経緊張状態に苦しんでいることは、まちがいないと思われます。

すると、さらなる交感神経緊張状態を引き起こすドーパミンの前駆体投与でほんとうに病気の治癒につながるのだろうか、と疑問をもたざるを得なくなりました。しかも、この薬の場合は、脳にたどりついて脳だけで働くわけではありません。経口投与なので、全身に行き渡ります。すると、身体中にさらなる緊張が起こります。じっさい、このドーパミン治療を行うと、患者は話すことができなくなったり、歩行できなくなっているのです。

こう考えてくると、ドーパミンの前駆体の投与ではなく、逆に、もっと身体全体の血行をよくして、筋肉に血流を豊富に与え、緊張をといていくことのほうが大事なのではないかと思うようになりました。また、昔からパーキンソン病の患者さんはがんばりやさんが多いことが知られています。がんばりやさんというのは、いつも歯を食いしばって、気を引き締めていますから、交感神経緊張状態におちいりやすい生き方になります。この事実から、交感神経緊張状態と、そこからもたらされる血行不良を改善することが、真の治療につながるのではないかと思っています。

私の研究仲間の福田稔医師がパーキンソン病患者について、興味深い考察を述べています。パーキンソン病にかかると、身体が不随意にぷるぷると震えます。そういえば、老人の身体もそうです。勝手にぷるぷると震えます。それを見ていて、福田医師はこういいました。「ああ、緊張した筋肉というのはすごい血流不足になっているわけだ。だから、そのところがぷるぷると震えることによって血流を送りこもうとしているのではないか。ちょうど、自分でつくりだすマッサージ作用をしているのではないか。それがパーキンソン病の震顫《しんせん》、つまり震えの症状であり、老人の震顫ではないだろうか」と。

福田医師のように、病気をきちんと観察し、自分の頭で考えていけば、治療につながるいろんな謎がおのずと浮かんできます。そこから、真の治療の方向が見えてきます。パーキンソン病のドーパミン前駆体治療薬をやめるとしたらどういう治療が必要になるのでしょうか。具体的には、血行を増やす入浴や体操を積極的に実行し、便秘にならないように、玄米食や繊維の多い野菜やキノコなどを食べてもらう、という指導になります。そんな簡単なことで難病が治るものか、と思われるかもしれませんが、現実に、私たちのまわりには、薬で歩けなくなり、口もきけなくなっていた患者さんが、一週間くらいで歩けるようになり、話せるようになったという例がたくさんあるのです。

知識ではなく知恵のある医療をめざせ

パーキンソン病に限らず、さまざまな病気の治療についても同じことがいえるでしょう。いまの医療の現場では、薬万能主義になってしまっていて、おなかが痛い、頭が痛いといえば痛み止め、ガンになったら抗ガン剤、とすぐに薬に頼ってしまいます。最近、たくさんの人がガンには免疫が大切だといっています。ところが、そういう人もじっさいにガンになると、免疫を激しく抑制する抗ガン剤を疑問もたず服用してしまいます。この矛盾に、患者の側も、自分の頭で気づくぐらいの自然な感覚をもたなければいけないと思います。

それは知識からでてくる判断というよりは、自分の生き方を見つめなおし、自分の感覚に敏感になることから生まれる判断力だと思います。積み重ねられた断片的な知識にしばられることから脱却して、私たちが生きものとして本来もっている危機意識、いわば、野生動物の勘みたいなものを、もう一度よびさますことが必要ではないか、と感じています。

私の展開している医学は、知識からいったん離れて基本にもどり、生物の活動と、その身体の中で起こる反応、つまり生体反応をとらえなおそう、という基礎の上に成り立っています。現代医学は、一九〇〇年ごろから百年にわたって、膨大な知識を積み上げてきました。それは大切なことではありましたが、一方でその知識の山にがんじがらめにされてしまう、という弊害も生みだしました。だからこそ、いま、百年間の知識の山から脱却して、ほんとうの基本にもどって生体反応を考えよう、破綻を考えよう、治療を考えようというのが、私の進めている医学であり、この本のテーマなのです。

心の問題がたいへん重要

医学研究においても医療の現場においても、もっと重視されなければいけない要素として、心の問題があると思います。患者さんが病気にかかるプロセスにも、あるいは医師が治療をするプロセスにも、心の問題が最終的にはひじょうに大きな比重を占めているのではないでしょうか。長年医療・医学の研究に携わるうちに、身にしみてそう感じるようになりました。

たとえば患者の心の問題を考えてみましょう。個人の行動は、その人の思考方法で決まります。ある患者がやたらに無理をしたり、やたらに楽な生き方をして病気になっているということは、つまり、その病気の原因は、そういう行動をするようにその人を導いた心のあり方につながっているのです。となれば、逆に、適切な心構えをもち、それを反映した日常生活を送ることで健康になることもできるのです。結局のところ、心が極端にぶれてしまっていると、身体のほうも破綻をきたしてしまうのです。

自然に従って生きるのが、生物としての人間の当たり前の姿

生物というのは、自然の摂理に沿って、そこからはみださないような思考方法に基づいた生き方をすると、いちばん調和的に生きられるのではないかと思います。人間は進化の進んだ生物です。長い進化の過程でさまざまな変化を経験し、多種多様な能力を獲得してきましたから、それほどもろい存在ではありません。ある程度の環境の揺れには適応できるようにできています。しかし、適応してきた以上の極端な生き方をすると、私たちの身体のシステムは破綻をきたして、病気になってしまうのです。

先日、比較免疫学研究所所長で生物学者の古田恵美子氏と対談しているときに、はっと気がついたことがあります。それは、生物の身体には、破綻をきたした個体が自分自身を排除、つまり死滅させようとする働きがそなわっているのだ、ということです。私たちは、脊椎動物としての歴史、哺乳動物としての歴史、霊長類としての歴史、そして旧人類としての歴史などを経て、ずっと変化をしてきました。進化の過程で、私たちは環境との適応の範囲をひたすら広げてきました。しかし、常に適応しきれない部分というものがあって、適応をはみ出すと、私たちの生体は破綻をきたして病気になり、衰えます。ところが、そのとき、単に破綻をきたすだけではなくて、その破綻をきたした個体を最後にみず

から死滅させようという働きが私たちの生体の中にはあったのです。それが、「細胞の自殺」として知られている、アポトーシスという現象です。

この本の中で、免疫をつかさどる白血球の中でもマクロファージが基本であると、くりかえしています。じつは、マクロファージは破骨細胞でもあります。破骨細胞というのは骨を食べる細胞で、骨の新陳代謝を促しています。さらに、研究を重ねると、じつはマクロファージは骨を食べるだけではなく、疲れ果てて役に立たなくなった自己の細胞を食べつくして、その細胞に一生を終えさせるという働きも担っていることがわかりました。マクロファージが仕事を終えた赤血球を処理していることはよく知られていますが、マクロファージの働きはそれだけではないのです。

私たちは、環境や状況への適応が失敗して破綻を起こすと、やつれてきます。あのやつれというのは、マクロファージが自分の宿っている身体そのものを食べて、適応できなかった自分の身を滅ぼそうという、生物本来のしくみを現しているのではないか、と考えられるのです。

ヒトも含めた生物の身体というのは、緊急事態があると基本にもどる性質があります。我々はある特定の遺伝子にスイッチオンして、たくさんの細胞をそれぞれ特殊化し、全体として一つの生体を構成しています。しかし、ひじょうな緊急事態になると、特殊化が止まって、細胞がどんどんマクロファージに食べつくされ、最終的にはマクロファージだけが生き残るのです。それは、進化した個体としては敗北なのでしょうが、生物にはそうやって一生を終えるしくみがあるように思います。古田氏によれば、ヒトのように進化した生物でなくても、過酷な環境におくと、やはりマクロファージが活性化してみずからを消滅させようという働きが起こるそうです。

細胞のレベルですら、自然から極端にはずれると自滅への道に向かうように、セットされている(アポトーシス)、それが、生物の生命の基本的なプログラムなのでしょう。そして、そのプログラムをつかさどっているのが、マクロファージをはじめとする免疫である、と考えられます。となれば、免疫はまさに、生命の維持と廃棄の両方に関わっているシステムです。自然に従う生き方をして、免疫力を上げれば、体調がよくなり病から逃れることができるのは、免疫がそれだけ生命そのもののあり方に関わっているシステムだからです。いいかえれば、免疫力こそ、生命力といわれるものの正体なのかもしれません。

第一章　病気のほんとうの原因

世の中にはさまざまな病気があります。現代医学は飛躍的な進歩をとげたはずなのに、原因不明といわれている病気がまだまだたくさんあります。潰瘍性大腸炎は原因不明だとされていますし、クローン病も原因不明です。また、歯槽膿漏や痔のような身近な疾患も、患部で起こっている症状は説明できても、なぜそれが起こるのかという点になると、解明されていません。さらに、膠原病、ガンなど、治癒が難しいといわれている病気も、やはりなぜ起こるのか、はっきりとはわからないといわれています。原因がわからないから、治療はたいてい対症療法です。痛かったら痛み止め、熱がでたら解熱剤、下痢したら下痢止め、咳がでたら咳止め、というぐあいです。

ところが、第五章でくわしく説明しますが、白血球の自律神経の支配の法則がわかると、ほとんどの病気の発症原因がわかってきます。とくに二つの白血球、リンパ球と顆粒球のうち、顆粒球の活性化のしくみを知ると、ほとんどの粘膜障害、組織障害の病気の謎が解けてきます。

いま現在、顆粒球に対する医学的な評価というと、せいぜい血液検査で感染症の指標に使われている程度です。顆粒球の八〇%は好中球とよばれる性質をもっているので、顆粒球のことを好中球とよぶこともあります。たとえば、盲腸がひどくなっていて感染症が起こったり、何かの細菌に感染しているような疑いがある場合、血液をとってまず白血球を調べます。そのときに、白血球の中の、好中球＝顆粒球が増えていれば、ああ、感染が起こっているな、と判断する、そういう指標に使っています。

顆粒球自体の働きについては、身体にはいってきた有害な異物を食べてくれるから、それ自体は悪者ではないと考えられてきました。だから、血液検査で好中球（顆粒球）上昇が見られると感染症だと診断されて、細菌を抑えるために、たいていの場合、抗生物質を処方されます。さらに、炎症が強すぎて痛みがきついようだ、つらそうだ、ということになると、消炎鎮痛剤が処方されます。また、感染症の場合は熱がでますから解熱剤も処方されます。じつのところ、解熱剤と消炎鎮痛剤というのは成分的には同じものですが、とにかく対症療法ばかりやって、顆粒球自体の働きにはまったく目を向けていません。単に指標にのみ使っていたわけです。

ストレスで増える顆粒球が病を招く

顆粒球は、交感神経が優位になると増え、増えすぎると常在菌と戦って化膿性の炎症をみずから起こすという性質があります。また、細菌のいないところにおしかけた場合は組織を活性酸素で破壊します。つまり、細菌があってはじめて、顆粒球は化膿を起こすのであって、細菌がない状態では、組織破壊の炎症を起こすのです。この顆粒球のしくみがわかると、いろんな病気の謎が見えてきます。

先に述べた粘膜破壊の病気、歯槽膿漏、胃潰瘍、十二指腸潰瘍、潰瘍性大腸炎、クローン病、痔疾などは、粘膜破壊が起こって炎症になる病気です。また、急性膵炎や急性腎炎、突発性難聴などは、どれも無理をしたあとに起こる病気だと、だれもがうすうす気づいている病気です。つまり、無理をしたことにより、交感神経が過剰優位になって、顆粒球が増えすぎ、組織を攻撃しはじめてしまったゆえに起こる病気です。よく、徹夜で麻雀を二日続けてやってかつぎこまれるのが急性膵炎です。また、大酒を飲んで急性膵炎になる人も多いものです。急性腎炎の患者さんは、たいていストレスをかかえています。それから、離婚などの問題や、家庭内不和をかかえていて突発性難聴になった、という話もよく耳にします。となると、もうだれもがうすうす、ストレスが病気を起こす、と気づいています。ただ、ストレスがどうやって病気を起こすか、その具体的なメカニズムがわからないから根本原因の謎解きにたどりつけなかったわけです。それが、交感神経の過度の緊張状態で顆粒球が増えて組織を破壊するというのがわかれば、正しくわかってきます。また、過度の交感神経緊張状態は血管が収縮しすぎて血流障害も伴うので、二重に組織破壊が進むのです。

増えすぎた顆粒球が粘膜を破壊する

顆粒球は、ほんの一、二日しか生きない、寿命の短い細胞です。顆粒球の一生は、骨髄でつくられて血流の中にでて、最後は粘膜で死ぬというのが正規のルートです。このルートをたどる顆粒球が活性化すれば、あちこちの粘膜がどんどん破壊されていきます。たとえば増えすぎた顆粒球は皮膚の上皮にも押しかけます。寝不足だったり、夜遅くまで仕事すると、翌朝髭を剃るときに、なんかポツポツ赤く腫れているな、と感じることがあります。あれが、顆粒球増多の状態です。女性の場合なら、夜更かしや徹夜の翌朝は、お化粧するときに、吹き出ものがでているのを見つけます。ポツポツというレベルなら、顆粒球増多による上皮炎症の軽い状態ですが、ストレスが続いて、顆粒球増多がどんどん進むと、吹き出ものもたくさんでてきて、ブツブツになります。皮膚は丈夫ですから、皮膚が破壊されるということはそうそうありませんが、その下にある皮下組織や汗腺はとても敏感で破壊されやすいのです。若い人で、顔中ひどいニキビになってしまう人がいますが、そうなると、もう青春のシンボルなどといっている場合ではありません。それほどのニキビになるということは、必ず、交感神経過剰優位を起こすような、大きな悩みをかかえているはずです。あるいは、無茶な食生活を送っているのかもしれません。それもストレスになります。しかしその場合もおそらく、何か悩みがあって、それが乱れた食生活を招いているケースが多いでしょう。やっぱり悩みをかかえている人に顆粒球増多の病気が起こっているわけです。

ここで重要なのは、顆粒球が交感神経に左右されていて、細菌による感染症になったから増えるというケースとは関係なく、ただストレスがあれば単独で増えて、組織破壊を起こす、というメカニズムです。じっさい、この法則をどう見つけるかということが、私の免疫学の基礎をつくるカギでもありました。いちばん簡単にできた動物実験は、ネズミにストレスを与えて顆粒球の増加を見る、という実験です。具体的には、ネズミを金網にはさみつけて、時間をおいて観察するというものです。すると、細菌感染を起こしていなくても顆粒球が血中や組織中に激増し、しばらくすると粘膜にたどりついて、その粘膜を破壊します。この実験から、ストレスから潰瘍ができるさまが、はっきりと観察できました。

ストレス原因説を裏づける、新生児の顆粒球増多症

この「ストレスで顆粒球増多が起こる」という事実に気がついた私が、即座にはっと思い至ったのは、新生児の顆粒球増多症という現象でした。私たちの白血球の数というのは

だいたい大人なら五、六千個ぐらい（血液一マイクロリットル中）が平均で、一万個を超すことはほとんどありません。ところが、新生児は、出生時の白血球の総数が一万五千個もあり、そのほとんどは好中球＝顆粒球です。この新生児の顆粒球増多症は、どんな小児科の教科書にも載っています。事実として記載されているのですが、なぜそんなに好中球が多いのか、その謎を考察している教科書はありません。しかし、ネズミの実験をしていたとき、私は、「あっ、新生児の顆粒球増多症もストレスが原因だ」、とひらめいたのです。

では、新生児にとってのストレスとは、どんなストレスなのでしょうか？　私が「新生児の顆粒球増多症＝ストレス原因」理論を話しますと、たいていの人は、「なるほど、じゃあ、狭い産道を通ってくるのがストレスになっているんだろうなぁ」と思うようです。しかし、私はそうは思いませんでした。新生児が母親の胎内からこの世に出てきて、何がいちばん大きな変化でしょうか。それは、酸素のとりいれ方が一変することです。胎児期は、胎盤でお母さんに接して、臍の緒で血流をまわして酸素交換を行っています。つまり、お母さんから臍の緒を通して酸素をもらっています。それが、オギャアと泣いた瞬間に、自前の肺が膨らんで酸素をとりいれる方法に変わります。このとき、体内にはいってくる酸素の濃度も一気に上がります。大量の酸素がはいってくるから、それで代謝が一気に上がり、ストレスとなるのです。赤ちゃんは生まれるとすぐオギャアと泣きますが、そのときに、楽に泣き声をあげる赤ちゃんはいません。まるで死にそうなくらいに苦しそうな顔をしています。顔を真っ赤に鬱血させています。だから赤ちゃんとよぶわけですが、あの姿を思い浮かべたときに、「ああ、赤ちゃんは酸素を吸いはじめて、その酸素ストレスで顆粒球が増えるんだ」と、そう思い至ったのです。

これを思いついたときには、これは大発見だ、とうれしくなってしまいました。実験をする前から興奮して、いつも共同研究している福田医師に会ったときにも、新生児の顆粒球増多症は酸素を吸いはじめた酸素ストレスで起こるんだよ、とまくしたてたくらいです。でも、翌日には私も冷静になり、ちゃんと実験して確認しました。まず、動物の新生児と胎児の血液をとって調べました。すると、やはり、生まれる前は顆粒球増多はまったくありません。さらに、ヒトでも調べなくてはいけないので、生まれたばかりの赤ちゃんの血液と臍帯血を、ちょうど大学に研究に来ていた小児科の先生に調べてもらいました。臍帯血をとるときには、念のため、生まれると同時に臍帯をすぐにコッヘルではさんで、肺呼吸の影響がでる前の血を採ったのです。じっさいのところ、あとで調べてわかったことですが、新生児と母親との間の血流は、赤ちゃんが肺呼吸すると腹筋の力で臍の緒が一瞬のうちに閉じてしまうので、肺呼吸した影響は臍帯血にはでてきません。でも、最初は念のため、臍の緒をコッヘルではさんでとった胎児の血と、肺呼吸をはじめた赤ちゃんの血を採って比べました。

すると、これはもう、驚くほどあきらかな結果がでました。白血球の総数が生まれたあとに突然一万五千にまで上がっていたのです。しかも、白血球が増えるはやさもすさまじく、分単位で上がります。生まれて一時間後にはもう完全に新生児の顆粒球増多症は完成してしまいます。つまりオギャーと泣いているときには、酸素を吸って興奮して、どんどん白血球＝顆粒球が上がって、泣きやむころには完成しているのです。これを実験で目のあたりにしたときは感動しました。発見する前から興奮していましたが、実験して、まさに予想したとおりに証明されたわけですから。

さらに、この事実は、新生児に起こる一連の現象の謎ときにつながっています。新生児というのは、生まれてすぐにはミルクを飲むことができません。ですから、生まれて一、二日の間は、体重が減り、身体もしぼんでしわしわになります。新生児の体重減少という、有名な現象です。これはどうして起こるのでしょうか。新生児は、酸素を吸いすぎて興奮して、顆粒球が増えます。となると、交感神経が極度の緊張状態にあることはあきらかです。一方、消化管の働きというのは、副交感神経支配ですから、交感神経緊張状態にある一日めは、たとえおっぱいにしゃぶりついても飲めないのです。その後、興奮は二日めか三日めには完全にとれていきますから、そのころには赤ちゃんもしゃぶりついてちゃんとミルクを飲むようになります。すると、しだいに身体もしわしわではなくなって、丸々と太りはじめます。

この観察を続けていってさらに驚いたのは、末梢血で顆粒球が増えるだけではなくて、肝臓でも顆粒球が増えて、肝障害を示すGOT、GPTの上昇があったということです。

じつは、母体の中にいる胎児期のあいだ、私たちは肝臓で造血を行っています。ところが、新しい造血機能が生まれた翌日にはあとかたもなく壊されて消えていたのです。この世に生まれ出ると同時に、造血機能は、身体の奥の骨髄に移されていました。すると、肝臓でつくられた血の中にあった胎児型ヘモグロビンをもった赤血球が壊されます。これが、新生児黄疸の起こるしくみだったのです。新生児黄疸は、だいたい生まれて一週間めくらいに起こります。こんなに時間がかかるのはなぜでしょうか？　私たちが打撲したりして内出血してもすぐにその場所が黄色くはなりません。最初紫色だったのが、一週間くらいかけて沈着変性してから、黄色くなります。赤ちゃんの肝臓でも同じことなのです。一週間たってからやっと黄疸がでてくるのです。肝臓ではげしく大量に赤血球が壊されているから、全身に黄疸がでるわけです。これで、新生児黄疸の謎も解けたのです。

交感神経緊張は万病のもと

新生児の顆粒球増多現象の真相を見つけてしまうと、交感神経緊張が顆粒球増多をもたらして、組織破壊を行うことがはっきりし、さまざまな病気の謎が見えてきました。私たちが無理したり、悩んだりして交感神経を緊張させることによって、いかに病気がつくりだされるのかという、そのしくみがはっきりと見えてきたのです。新生児黄疸で起こっている「ストレス↓交感神経緊張↓組織破壊」を基本に考えると、ほかにもストレスで起こっている組織破壊の病気がたくさんあることが見えてきました。たとえば、がんばりやさんが歯槽膿漏になったり、心配事があって胃潰瘍になったり、若い人が急に職場でストレスを受けて十二指腸潰瘍になったりします。受験期の子どもが受験勉強のストレスで潰瘍性大腸炎になることもあるし、優しい両親に大事に育てられた中学生、高校生がいじめにあったりしてクローン病になるという例もありますが、どれもストレスが原因で粘膜に破壊が起こっている病気です。ほかにも、中年の男性が大酒を飲んだり、がんばりすぎたりすると痔疾になるのもそうです。粘膜は感受性が強いので、ストレスを受けると、ダメージを受けやすいのです。ストレスで組織破壊が起これば、急性膵炎、急性腎炎、突発性難聴などが起こります。この事実がはっきりわかったことで、病気を根元から治す方策も見えてきました。対症療法はしなくていいし、また、したところで、根本的な解決にはならないことがはっきりしました。逆に、ストレスをきちんと解消すれば、病気は治癒に向かうのです。

難病といわれている膠原病でさえ、この理論でそのしくみが説明できます。膠原病は、たいへん症状に種類が多い病気です。五十を軽く越える種類があります。たとえば慢性関節リューマチ、全身性エリテマトーデス（SLE）、橋本氏病、甲状腺機能亢進症、シェーグレン病、ベーチェット病、紫斑病、自己免疫性肝炎など、いろいろな名前がついていますが、これらの病気がどうして起こっているのかというと、ストレスで免疫が低下し、内在性のウイルスが活性化して、組織破壊が起こっているのです。組織破壊が起こるから修復しようとして血流がおしかけて炎症が起きているからぐあいが悪くなるのです。じっさい、膠原病の患者さんとじっくり話してみると、必ずストレスが聞きだせます。それに、発病のきっかけが風邪の症状、つまり発熱である場合が多いのです。つまり、ストレスによる極端な免疫力低下の事態が発病のきっかけになっているのです。

粘膜障害と組織障害、さらにそこから膠原病の謎を解いたら、多くの病気の謎が解けてきました。この流れで、発ガンのメカニズムも見えてきます。ガンと膠原病については、後ほどさらにくわしく説明しますので、ここでは、簡単に発ガンのしくみを説明しておきます。ストレスがかかって、それが慢性的な刺激となる場合、破壊されるのは、おもに再生上皮か分泌腺です。再生上皮や腺組織というのは、頻繁に再生しています。それが、さらに頻繁に壊されると、再生の頻度もひじょうに高くなります。ところで、「ガン遺伝子」という言葉をよく耳にしますが、必ずガンをつくりだす特別なガン遺伝子というものはありません。「ガン遺伝子」といわれるものは、正常細胞が増殖するときに使われている増殖関連遺伝子です。その遺伝子に何らかの負担がかかると、細胞をガン化させることがあるというだけなのです。正常なリズムで細胞の再生が行われていれば、この遺伝子は問題を起こさないのですが、ストレスがかかって、あまりにも頻繁に組織の再生を促す事態が起こると、この遺伝子に過剰負担がかかるのです。再生されるときに細胞が破壊されると、そのときの活性酸素の衝撃で遺伝子異常を起こして、調節が狂ってしまいます。これが発ガンのしくみです。

いままでは遺伝子異常の引き金となる物質は全部外からくると思われてきました。食品添加物が悪い、タバコが悪い、紫外線が悪い、排気ガスが悪い、と、みんな外から悪さするものがあってガン細胞ができると思われてきました。ところがじっさいには、ストレスで組織再生が過度になり、活性酸素をだす顆粒球が増えるわけですから、発ガンの引き金をつくっているのは自分自身だったのです。このしくみがわかった上で、福田医師をはじめ、私たちのグループの臨床医の方たちが診察しているガン患者の話を聞いてみると、やはり激しいストレスが聞きだせました。仕事で無理しすぎたりがんばりすぎた男性や、何か心に深い悩みをかかえていた女性、冷房で身体をひどく冷やされている若い女性など、必ずストレスをかかえていました。となれば、ストレスをとりのぞくことをしなければ、根本的な解決になりません。このように、基本的な病気の発症メカニズムがわかれば治療する方策も見えてきます。反対に、原因不明だ、と片づけてしまっていると、いつまでも対症療法しか見えてきません。

新しい免疫系の破綻で起きる病気もある

ここまでは、顆粒球の過剰反応による生体の破綻、顆粒球増多による組織破壊で起こる病気の説明をしてきました。これらの病気の場合、交感神経緊張状態が背景にありますから、胸腺は縮まって顆粒球が増える、つまり、古い免疫系にスイッチが入った状態で病気が起こっています。では進化した免疫系の破綻によって起こる病というのはないのでしょうか？　やはりあります。それがアレルギー疾患です。アレルギーというのは、リンパ球の多い子ども時代に圧倒的に多いものです。あるいは、リンパ球の多い体質の子どもが大人になったときに起こしています。

よくアレルギーは体質だから、といいますが、体質だけではやはり説明しきれません。なぜリンパ球が多いのか、その原因を考えてみる必要があるはずです。第五章で解説するように、リンパ球は副交感神経支配下にあります。ですから、副交感神経を優位にすればリンパ球体質になります。その副交感神経優位がいきすぎると、リンパ球が増えすぎてアレルギーが発症します。アレルギーの謎を解くにはそういうしくみまで見通す必要があります。

ではなぜ副交感神経が過剰に優位になってしまっているのでしょうか。ひとことでいえば、リラックスのしすぎです。リラックスとは何かといえば、子どもの場合は過保護です。大人の場合は、運動不足と食べすぎです。ストレスがあると、食べまくってストレスを発散するという経験はだれにでもあると思います。それはやはり、食べることが、いちばんてっとりばやく副交感神経を優位にする方法だからです。食べれば、原因をとりのぞかなくてもリラックスできてしまうからです。

このような背景があって、リンパ球過剰になり、外来抗原に対する免疫のほうが過剰な状態で発症する病気、それがアレルギー疾患です。具体的には、アトピー性皮膚炎、気管支喘息、通年性鼻アレルギー、花粉症などがそうです。それから、ウイルス感染などを起こしたときに、リンパ球が過剰反応を起こすカタル性の異常もこの種類です。子どものときは、風邪をひくとたいへんな高熱をだして、重篤な症状におちいることが結構ありま す。それが、だんだん年をとると、熱もあまり上がらなくなります。これは、体内のリンパ球の多さの違いです。リンパ球というのはウイルスと戦ってくれるものですが、たくさんありすぎると戦いが激しくなりすぎて、過剰反応を起こします。すると、炎症が激しくなり、尋常でない高熱がでてしまうのです。このため、風邪のたびに高熱をだす子どもは、胸腺リンパ体質とよばれることがあります。

リンパ球過多の人は風邪が重い

ウイルス性の疾患というと、まず風邪が思いうかびます。風邪はとてもありふれた病気なので、一般の人々は予防も簡単だろうと思われるようです。しかし、風邪をひきにくくするというのは、じつはひじょうに微妙で難しいことなのです。というのも、リンパ球の加減がカギになるからです。リンパ球が足りなくてウイルスの起こす症状が止められなくて重篤になる風邪もあるし、逆にリンパ球が多すぎて過剰反応を起こして症状が強くでる風邪もあります。つまり、ひとくちにひどい風邪といっても、その背景には正反対の反応が両方ありうるので、アドバイスするのがとても難しいのです。

リンパ球が多い体質の場合、風邪以外にも、過剰反応を起こします。虫刺されに対する過剰反応や、うるしにかぶれやすい、ジンマシンが起きやすいというのも、リンパ球が多い人に起こる現象ですし、アナフィラキシーを起こす薬物、たとえばペニシリンをはじめとする抗生物質やアスピリンなどに過剰に反応する人もリンパ球の多い人です。アレルギー疾患だけではなく、外部刺激に対して過剰に反応するというのも、リンパ球が多いためにでる症状です。ですから、こうした症状の原因を、ただ「アレルギー体質」と片づけているだけでは何の解決にもなりません。

三十年、四十年前と比べてみると、いまの時代のほうがアレルギーの患者の数がずっと増えています。これは、時代につれて、私たち日本人の生き方が大きく変わってきたことを示しています。戦前や戦後すぐの時代は、まだ機械化が進んでいませんでしたから、日常生活そのものに重労働が多く、交感神経優位型に偏らざるを得ない、体力的につらい生き方が当たり前でした。まだみんながひもじい思いをして暮らしていました。だから、顆粒球体質の人がほとんどだったはずです。ところが、現代はといえば、生活がどんどん便利になって、運動量は激減した上に、子どものころからごちそうたっぷりで大事に育てられます。だから副交感神経優位のリンパ球体質になるのです。デザートと称して、毎日ケーキを食べていたアレルギーの子どももいました。私たちの生活の変化につれて、病気のほうもちがう方向に変わってきたのです。

リンパ球・顆粒球が足りなくて起こる病気

ここまで、顆粒球の過剰やリンパ球の過剰で起こる病気の話をしてきましたが、過剰ではなく、少なすぎることが問題で起こる病気もあります。

まず顆粒球が少なすぎて起きる病気ですが、顆粒球というのは、なかなか減らないものですから、先天性の顆粒球欠乏症をのぞくと、顆粒球が少なすぎて起こる病気は少ないのです。しかし、ある治療の結果として、顆粒球が減ってでる症状というのがあります。たとえば、肝炎の患者さんなどがインターフェロン治療を行うと、顆粒球が激減します。インターフェロンというのはサイトカインの一種で、細胞の自殺、いわゆるアポトーシスを促す性質があるので、顆粒球もどんどん死んでしまうのです。顆粒球というのは活性酸素をだすため一方的に悪者扱いされやすいのですが、じつは、顆粒球が活性酸素をだすからこそ、私たちの生体が興奮して活性化されているという側面もあります。だから、インターフェロンで顆粒球が減ってしまった人たちは、元気がなくなって鬱状態になってしまうことが多いのです。C型肝炎患者がインターフェロン治療を受け、ひどい鬱病になって自殺者がでる、という現象はよく知られています。

顆粒球が少なくなると、細菌処理もできなくなり、活性酸素もでなくなり、人間の活発さがなくなります。最近よく、「活性酸素は身体によくないから減らさなければ」といって、活性酸素を少なくする健康食品などを懸命に宣伝したりしていますが、人間の身体からあまりにも活性酸素を減らしてしまうと覇気のない人間になってしまいます。人間は、のんびりしすぎていると覇気がなくなるものです。そんなときじつは、身体の中は、顆粒球がとても少なくなっています。また、細菌処理がうまくいかなくなる前駆症状として、元気がでなくなる、というのもあります。これも顆粒球減少の一面です。

一方、リンパ球が少なくなるのは、免疫不全とよばれる状態です。ストレスで顆粒球が増えると、必ずリンパ球は減っていますから、これは日常茶飯事の現象です。たいていの病気はリンパ球が少なくなります。私の見るところ、だいたい病気の八割は顆粒球が増えてリンパ球が少ない形で起こっているようです。やはり楽をして起こる病気、リンパ球過剰で起こる病気というのは、全体の二、三割です。圧倒的に、顆粒球増多、リンパ球減少で病気は起こるのです。

リラックスしすぎても身体に悪い

では、リンパ球を増やすためには、副交感神経をぐっと優位にすればいいのでしょうか。残念ながらそう簡単ではありません。副交感神経はリラックスの神経ですが、活性化しすぎると不快な症状がでます。たとえば、ストレスや外傷などで組織が壊れると修復しなければいけませんが、その修復はリラックスの神経の副交感神経を使って行われます。副交感神経を刺激する物質はアセチルコリン、プロスタグランジン、ヒスタミン、セロトニン、ロイコトリエンです。これら、副交感神経を刺激する物質は血管を開いて、赤く腫れあがる発赤をつくって、痛みを伴い、発熱させる物質ですから、つまりは不快な症状を伴う物質です。一方、交感神経を刺激する物質は、アドレナリン、ノルアドレナリン、ドーパミンで、こちらは興奮をつくりますから、まず元気がでます。そしてさらに進むと、無我夢中の世界となり、知覚鈍麻を招いていきます。

つまり、副交感神経はほどほどに活性化したときはリラックスできて、視野が広がって痛みにも敏感になりますが、過剰反応を起こすと、熱がでる、痛みはでる、発赤はでる、とひじょうにつらいのです。そうしたプロセスを経てやっと血管が開いて血流が増えますが、こんどは血管が開きすぎて極限に至ると、血圧低下によるショックを引き起こします。それがアナフィラキシー・ショックです。アレルギーはリンパ球過剰増加の状態ですから、それが極限までいくとショック状態を起こしてしまうのです。

一方、交感神経の方は血管が閉じて、血圧が上がって、脈が早くなって興奮する世界です。こちらも極限までいくと血流が途絶えてしまいます。つまり、副交感神経も交感神経も過剰になると、かたや血管が開きすぎて血流不全、かたや血管が閉じすぎて血流不全を起こしてしまうことになるのです。

消炎剤、解熱剤が治癒を阻んでいた

こうして見てくると、副交感神経というのはほんとうに不思議です。快適さをつくるはずの神経なのに、過剰に働いたときは不快になってしまうのですから。ほどほどに働いていれば、副交感神経はリラックスでエネルギーを蓄積する世界なのに、過剰に活性化すると不快になります。しかし、病気を治す過程では、それは組織を修復するための反応として血流は増やさざるを得ないので、つらくてもほどほどまでは受け入れないと、病気が治りません。

ところが、この不快さゆえに、現代医療では副交感神経が起こす治癒反応は止める対象にされてしまっています。これは大きな問題です。それで病気が治せなくなってしまっているのです。腫れがでたら消炎剤、熱がでたら解熱剤、と安易に薬がだされています。そうすると、不快な症状は止まりますが、組織を修復するための治癒反応も止められてしまうので、病気そのものも治さないままになってしまいます。本末転倒な治療です。このように根本的なところまで見通して病気の治療というものを考える研究は、現在の医療には、残念ながら欠けています。私たちが研究にとりくむまで、ほとんどなかったような状況でした。西洋医学が、炎症を止めることがすなわち病気が治ることと思ってしまったせいです。それで方向をまちがえてしまったのです。

それでもまだ、薬の力、薬効成分がそれほど強くなかった時代には、薬をのんでも症状が軽くなる程度でしたから、問題はいまほど深刻ではありませんでした。「薬で症状を軽くしてつらさを半分ぐらいにして、時間をかけて治す」というぐらいのバランスでしたから、治癒反応を全部止めてしまうほどの力がまだ薬にありませんでした。だから対症療法薬でも治療がうまくいっていたのです。

ところが、だんだん薬の効力が強くなってきて、炎症をすっかり止めてしまうほどになってしまいました。すると、治癒反応も止まっているわけですから、病気の治癒が得られません。これは、消炎鎮痛剤とか、ステロイドといった薬に関してとくに深刻な問題です。消炎鎮痛剤（非ステロイド性消炎剤）もステロイド性消炎剤も、どちらも炎症を止めますから、問題は同じです。症状がすっかりとれれば、患者はそのときは楽に感じるかもしれませんが、治癒反応を止めているわけで、根本的な治癒への道を絶っているわけです。その結果、病を慢性化させてしまいます。症状をとってくれる薬が必ずしもいいものであるとは限りません。まちがえやすいことですが、きちんと理解してもらいたいものです。

私はなにも、消炎鎮痛剤、解熱剤を全否定しているわけではありません。患者のつらい症状を二割減らそう、三割減らそうという気持ちで使うぶんには、けっして悪いことではないと思います。ところが、解熱剤の服用は治癒をもたらさないのだ、という概念をもっていないと、とにかく最後まで徹底的に炎症を止めよう、症状をとりのぞこう、と突っ走ってしまって、病気をより悪化させてしまうのです。そうした対症療法万能主義に、強い危惧を抱いています。

血流を止める対症療法の怖さを知る

じっさい、消炎鎮痛剤は湿布薬にも使われているように、冷やすための薬です。では、どうやって冷やしているのでしょうか？　血流を止めているのです。冷やす力がさらに強いのが、ステロイドです。たとえば、ステロイドを常用している患者さんには、夏でもセーターを着なければならないぐらい身体が冷えると訴える人がたくさんいます。身体の芯に冷凍庫をぶちこまれたみたいだといいます。そのぐらい血流を止めて身体を冷やしているのです。

血流を止めれば、生体の炎症反応が止まる、これが消炎剤のしくみです。これは、病気の治癒による消炎とはまったく違います。これこそ、みなさんにきちんと知っておいていただきたいことです。いま医療の現場では、薬ばかり使っています。症状が止まらないとさらに出す、という薬漬けの医療が安易に行われています。でも、それがほんとうの治癒を促すものなのか、たんにその場しのぎでじっさいは病気をますます深刻にしているものなのか、それを見極める力を患者さんのほうにももっていただきたいと思います。

治癒に向かう際に、副交感神経＝リラックスの神経が一気に働きはじめると不快な症状がでます。この当たり前の現象についての認識が、現代医学には希薄でした。だからみんな、対症療法という、根こそぎまちがった世界に走ってしまったのです。でも、患者さんの側には、本能的・経験的にこの過ちに気づいて、逃れていく人も増えているようです。たとえば、腰痛などの慢性痛をかかえている患者さんで、整形外科に通っていてもちっともよくならないから、と整体師やマッサージのほうへ逃れていく人がたくさんいます。

ところが残念なことに、鎮痛剤・消炎剤の問題をきちんと理解していないため、マッサージ治療を受けながら鎮痛剤入りの貼り薬を貼ったりしてしまう人も多いのです。それでは治療はうまくいきません。やはり痛み止めをやめて、マッサージしたり、針治療をしたり、お灸したりするべきです。これらはみんな、副交感神経に刺激を与えて血行をよくして治癒に向かうという世界です。消炎・鎮痛剤を同時に使ったら、効果が相殺されてしまいます。

代替医療に走りつつも、現代医学の薬を手放せないという患者たちの姿は、裏を返せば、みんながそれくらい現代医学とそれがもたらした薬というものを信頼しているということを示していると思います。となれば、現代医学の側もその信頼に応えるべく、根本的な治療をめざす方向へ向かうべきときがきているのではないでしょうか。私はけっして現代医療を否定しよう、批判しようと考えているわけではありません。むしろ、信頼に応えられるような医療を現代医学の側にもめざしてほしい、とそういう気持ちを強くもっているのです。

第二章　もうガンも怖くない

現代医学がこれほど進んだいまでも、ガンで苦しんでいる人たちの悩みは深刻です。ガンは、一九八一年に脳卒中を抜いて以来、ずっと日本人の死亡原因のトップです。現在では、死亡原因の三〇%がガンですし、ガンといえば、治らない病気、怖い病気ということになっています。

まるでかかってしまったら出口の見つからないように思えるガンですが、じつは、免疫学から見れば、基本的に治療の可能な病気だといえます。免疫学を知れば、ガンは怖くなくなるのです。

ガンは免疫抑制の極限で起こる病気です。免疫が徹底的に抑えつけられるようなストレスが背景にあり、交感神経緊張状態が持続すると、顆粒球が増えて、リンパ球が減るというパターンにおちいることが、原因なのです。ですから、交感神経緊張をもたらすストレスをとりのぞき、副交感神経を活性化していけば、必ず治る病気です。この章では、ガンの生じるメカニズムと、その治療方法をくわしく説明していきます。

ガンの原因は極めて強いストレス

私たちの研究が報告されるまでは、ガンの原因は外からやってくる発ガン物質だ、といわれていました。食品添加物、紫外線、魚などタンパク質の焼け焦げ、排気ガスなど、外からの物質で長年刺激されて、遺伝子に異常が起こり発ガンする、そんなふうに考えられてきました。ところが、ガンの患者さんの話をいくら聞いても、べつにそういう原因は少しも見あたりません。やたらに紫外線を浴びたとか、焦げた魚をしょっちゅう食べていたとか、そんなことを聞きだせる患者さんはめったにいないのです。食生活や生活環境という意味では、ごく平均的な生き方をしてきた人のほうが圧倒的に多いのです。

むしろ私たちが気づいたのは、ガン患者のほとんどが、リンパ球が減って免疫抑制の状態になっている、ということです。前章でも述べたように、リンパ球が減るのは、交感神経緊張状態におちいっているということです。交感神経緊張状態にあるということは、働きすぎや心の悩みといった、ストレスに原因があるのではないか、と考えました。そこで、じっさい患者さんにたずねてみると、たいていの場合、とても強いストレスが聞きだせました。十人のうち八人は確実に聞きだせたほどです。たとえば毎日毎日、遅くまで残業して働いていたとか、あるいは定年になって新しい職場に再就職したのはいいが適応するのにたいへんつらい思いをした人。誤解がもとでトラブルに巻きこまれて理不尽な思いをした、という人もいました。いずれも、ひじょうにきついストレスにさらされていたのです。女性では、仕事と家事と両方をこなしているためにものすごく忙しい人、お子さんが病気になって悲しくてつらくてしかたがない人、家庭や夫婦間に不和があって悩んでいる人がいました。

こうした心因性のストレスをかかえている人のほかに、薬の服用がもとで交感神経緊張状態が引き起こされている人もいました。たとえば、職場の冷房がきつくて身体が冷えたせいで月経困難症になってしまい、その痛みを抑えるために鎮痛剤を常用していたという患者さんのケースがそうでした。このように、患者さんの背景をきちんと見つめていくと、じっさいにガンの引き金となっている原因は交感神経緊張状態だということがわかってきました。

発ガンのほんとうのメカニズム

交感神経緊張状態が、なぜ発ガンにつながるのでしょうか？　ここで発ガンのメカニズムをきちんと理解しておきましょう。交感神経は、ほどよく刺激されたときには脈がはやくなり、血流が増えて血行がよくなります。しかし、さらに交感神経緊張が進むと、血管収縮による血流障害が起こって顆粒球が増え、細胞がどんどん破壊されてしまう状態になります。だからガン患者の人はだいたい顔色が悪くて、やつれがきている場合が多いのです。

身体の中で、ガンが起こる母体となる場所は、外胚葉からできた臓器（皮膚と神経）の上皮、内胚葉からできた臓器（消化管と肝臓）の上皮と、それらの上皮にまじって存在する腺組織です。どれもつねに組織が再生している場所です。皮膚も再生しているし、腸上皮も再生しているし、腺細胞も再生しています。そういう再生が頻繁に起こっている細胞というのは細胞の分裂が盛んですから、増殖の失敗も起こるし、老廃物も出ます。すると片づけるために顆粒球がおしかけます。ところが、上皮細胞や腺組織には必ず常在菌がすみついているので、顆粒球が行きつく場所になっています。つまり、顆粒球の出す活性酸素にさらされる機会も多いのです。すると、活性酸素が増殖遺伝子にダメージを与えて、発ガンを促してしまうのです。

遺伝子については、ここ十五年ぐらいの間に研究がひじょうに進みました。そこでわかったことは、ガン遺伝子というのは、そもそも正常な細胞が分裂、増殖するときの増殖関連物質の遺伝子だったということです。だから、再生上皮の細胞分裂が交感神経緊張状態の刺激によって増殖をあまりにも強いられると、顆粒球がおしかけて、活性酸素でダメージを与え、その増殖遺伝子にＤＮＡの変化が起こって、ガン細胞をつくる指示をだす遺伝子に変貌し、発ガンします。これが、発ガンのメカニズムで、べつに最初から悪性の遺伝子というものはないのです。

また、免疫不全の状態も、発ガンしやすくなる要因となります。免疫不全には、先天的な免疫不全もあれば、後天的な免疫不全もありますが、免疫不全の状態が数年から十年続くと、たいていほとんど例外なく発ガンします。これはどういうことでしょうか？　くわしくは第五章で説明しますが、私たちの身体は正常な状態では、進化から見て古い免疫系が内部異常をしっかりと監視していて、ガン細胞のような異常な細胞が発現すると、それをリンパ球で抑えます。つまり、内側に向かっての防御態勢が常時整っています。ところが、免疫不全状態が長く続いていると、ストレスなどの要因で顆粒球が増えて上皮細胞のガン化が促され、発ガンの兆しがあったとき、ガン化した細胞を殺すリンパ球が足りない、弱い、というパターンになってしまいます。その結果としてガンの発症をゆるしてしまうのです。

いままでずっと、ガンの原因というのはほとんどわからないといわれていました。体質的に遺伝子異常が背景にあるのではないかとか、あるいは発ガン物質が外から長年にわたって刺激を与えているのが原因だろうと考えられていました。しかし、そのどちらも発ガンの真のメカニズムをとらえていないから、抜本的な治療法が見つかりませんでした。それで、結局、ガンは悪いものだから、とにかくそれをたたいておこう、という治療しか思いつかなかったわけです。とにかくガンをとりのぞくか小さくする、それがいちばんだ、と単純に考えたのです。

この考え方でいけば、いちばんてっとりばやいのは手術です。手術でガンになっている部分をとりさってしまうという治療です。次に行われるのが化学的治療、つまり、抗ガン剤です。それから、放射線治療があります。これらは、いわゆる、ガンの三大療法といわれているものです。たしかに、この三つには、ガンを小さくする力はあります。しかし、ガンを小さくしたところで、それが真の治癒への道なのでしょうか？ そもそも、なぜガンが発現してきたか、その背景を解決していないのですから、いまできているガンをとりさったり小さくしたりしたところで、本質的な改善はなされていないも同然です。

また、後でくわしく説明しますが、これらの三大療法はどれも、免疫系を徹底的に抑えてしまうところに、大きな問題があります。免疫力という、身体を守り、治癒へ向かわせる力を抑えてしまうのです。すると、たとえ一時的にガンがなくなったり小さくなったりしても、再発したときに、今度は戦う力がなくなってしまうのです。

免疫力が上がればガンは退縮する

免疫系は、身体を守り、異常を監視し、治す力をつかさどっているシステムです。だから、免疫系の力をきちんと発揮してやればガンと戦えるのです。まずそのことをきちんと心にとめておいていただきたいと思います。すると、免疫系の力を十分に発揮してやるにはどうしたらいいか、さらに、自分の発ガンの原因をとりのぞく生活をするといった、根本的な問題に立ちもどることができるはずです。無理していた生活パターンを見直し、働きすぎた人は働きすぎをやめ、悩みをかかえていた人は悩みから脱却する方向を見つけていきます。これが、ガンの真の治療の基本になっていきます。

ガン細胞は、けっして強い細胞ではない

ガン細胞ときくと、一般の人は、とてつもなく強い細胞で、発現したらめったなことで消えないのではないか、という印象をもっているようです。しかし、ガン細胞はけっして生命力の強い細胞ではありません。

たとえば、ネズミを使った研究を行う場合、ネズミに悪性のガンを発ガンさせるためには、ガン細胞を十の六乗、百万個も注射しなければなりません。一万個や十万個入れたところで、すべてリンパ球に殺されてしまいます。一方、ネズミに放射線を当ててリンパ球を減らしておくと、たったの千個注射するだけで発ガンします。そのくらい、ガン細胞はリンパ球に殺されやすいのです。だから、リンパ球の数を上げるような生活をしていれば、なかなかガンにはならないものなのです。

じっさい、人間の体内でも毎日一万個くらいのガン細胞が生まれているといわれてい

ます。ところが、発ガンにまで至らないのは、それだけリンパ球が働いているからです。一万個のガン細胞というと、ちょうどゴマの粒一個くらいの大きさです。人間の身体全体では六十兆くらいの細胞がありますが、そのなかで毎日ゴマ粒一個分くらいのガン細胞が生まれては殺されています。リンパ球がたくさん活発に働いていれば、ガンにはならないのです。

私の仲間の医師たちは、免疫を活性化すればガンが治癒するさまを目のあたりにしています。たとえば、生活パターンを変える努力をしながら、副交感神経を刺激するような治療を行うと、数カ月後にはリンパ球の数値が上がりはじめます。ふつうガンの患者さんというのはリンパ球の数が三〇％を下まわった免疫抑制の状態です。ところが、私たちが診てきた患者さんのデータを見てみると、リンパ球の数が三〇％を超えると自然退縮がはじまっています。だから、リンパ球の数を上げて三〇％以上にするというのは、とても大きな意味のあることなのです。また、たとえパーセンテージが少なくても、リンパ球の絶対数に注目していただきたいです。一マイクロリットルの血液中にリンパ球が一八〇〇個ぐらいあれば自然退縮がはじまるというのが、私たちの経験からわかってきています。痩せ型の人なら、一五〇〇個くらいでも大丈夫です。ですから、リンパ球を増やすためには、まず生活パターンを見直すことが大前提になってきます。

胃ガンが四分の一の大きさになった(男性・四十六歳)

私の胃ガンが見つかったのは、人間ドックの結果でした。検査の一月ほど前から食欲不振、みぞおちの痛みといった症状はあったのですが、私は胃潰瘍経験者でしたので、また胃潰瘍がぶり返したのだろう、と思っていたのです。

ところが、人間ドックの結果を手に、医師が「ポリープが見つかったから、専門の病院で検査を受けたほうがいい」と告げました。「ポリープ? だったらなぜこの先生はこんなに深刻な口ぶりなんだろう? しかも、紹介先は外科だなんて……」と私は何ともいえず不安になりました。

五日後、紹介先の医師はレントゲンを片手に、「八割方、胃ガンだと思います」といいました。「胃ガンは手術すれば生存率が高いから」といわれても、胃ガンで父を亡くしている私には、なぐさめになりません。目の前が暗く閉ざされた気分でした。

さらに病状を把握するために、内視鏡検査を受けることになりました。ところが、検査まで一週間、さらにその結果がでるのに二週間と、三週間もの時間があります。私はその間、自分ではなすすべもなく、ひたすら暗く悶々とした気持ちをかかえながらすごすのか、と思っていました。

そんなとき、知人から、自律神経免疫療法のことをききました。知人は十二指腸潰瘍の治療をはじめたところだ、といっていましたが、その先生は、重症のアトピー性皮膚炎や関節リューマチも治しているから、私の病気も治せるかも、というのです。それで、私は、内視鏡検査の結果を待たず、福田稔先生の元に向かいました。

福田先生は、アトピー性皮膚炎でもリューマチでもガンでも、たいていの病気はどれも自律神経の乱れが原因で血流障害が起こり、白血球のバランスが乱れて起こっているのだ、とくわしく説明してくださいました。そして、もしこの説明に納得できるのなら、治療を受けてみてはどうですか、と提案してくださいました。そこで、私はとにかく、三週間後の内視鏡検査の結果がでるまでの間だけでも、この治療にとりくんでみよう、と思いました。検査結果を待つ間、少しでもガンの進行を止められればいい、という気持ちもありました。

はじめての治療のとき、福田先生は、足の指先、みぞおち、頭頂部に針を打ちました。ふつうはチクッと痛くて血が出るということですが、私は痛みも感じず、出血もしません。針を打ったところを、福田先生がガーゼでたたくと、やっと黒くてどろっとした粘りのある血が出ました。それを見て福田先生は、「あなたの身体はそうとう芯から冷えているから、この冷えをまず治さなければいけませんよ」とおっしゃいました。

たしかに、思いあたることが私にもありました。私はそのころ、炎天下でスポーツをしても足が冷えたまま、という体験をしていたのです。それこそ、交感神経が過剰に緊張して、身体の血行を止めてしまっていることの証だったのです。それから、週に二回治療に通いはじめました。

二週間後、内視鏡検査の結果がでました。胃ガンは初期で、大きさは四センチくらいだということです。ただ、ポリープは内視鏡を入れたときに根こそぎとれてしまったということでした。腫瘍はポリープがあった粘膜の表面にありました。外科の先生は、即座に手術を勧めました。胃の三分の二を切除して、一カ月の自宅療養という治療計画です。「いま切れば絶対に治る」と力説してくれましたが、私はもう少し様子を見たい、と手術を断りました。

じつはそのとき、私は、二週間あまり福田先生の治療を受けてきて、あきらかに自分の体調がよくなっているのを感じていました。みぞおちの圧迫感がなくなり、食事もおいしくいただけるようになっていました。だから、免疫療法をもう少し続けてみたい、と思っていたのです。

しかし、そのことは、外科の先生にはいいませんでした。外科の先生は、手術の有効性を信じきっています。針による治療のことを口にだして、無用な対立でストレスをかかえたくはありません。私は自分が納得できる治療法を自分で選びたい、と心の中で決意し、手術を辞退したまでです。とにかく、手術はしばらく延ばしてほしい、と粘ると、外科の先生も最後には「あなたの命だから、あなたが納得して決めなさい」といってくださいました。

さらに、私には父のガン闘病生活の記憶もありました。父はガンを排除しようと手術を受けたのに、結局発ガンする環境が改善されていなかったから、またガンが身体にできてしまいました。私だって、ただ手術を受けるだけでは、父と同じ道を歩むことになるでしょう。それよりは、いま手応えを感じている、免疫療法を続けて、自分自身の身体をガンを生まない身体に変えていきたい、と思っていました。

この決意を貫くために、私は家族にも、ガンであることを伏せました。家族が手術を主張して、家族との間に軋轢が生まれてしまっては、私も家族にとってもよいことではありません。とにかく私は、いま自己責任で自分の身体を治す方法を選択したいと思っていたのでした。

それから二週間後、二回目の内視鏡検査を受けました。というのも、福田先生の治療の効果を知りたかったからです。もしガンが大きくなっていたら、手術を受けることにしようと思っていました。面倒な説明をさけるために、内視鏡検査は前の外科とは別の病院で受けました。すると、今度の医師は、胃の中を見て、びっくりしたようにいいました。「あなた、こんな小さいガンを発見できたなんて、ラッキーですね。ふつうはこの小ささじゃ、自覚症状がないから見つけられませんよ」というのです。

「そんなに小さくなかったはずだが」と私は思い、医師に大きさを尋ねると、なんとガンの大きさは二センチ弱だったというのです。私は急いで福田先生にこの話をすると、「よかったですね。そのうちガンは消えますよ」といってくださいました。

この結果を受けて、私はさらに手術の予定を延ばすよう、最初の外科医に連絡し、福田先生の治療を続けました。だんだん、身体のすみずみにまで血の気がもどり、手足が温かくなって、針を刺すと痛みが感じられるようになりました。さらに、にじみ出る血も、きれいな赤い色になっています。

福田先生は、治療をただ物理的に行うだけでなく、何気ない会話を通して、私のストレスも聞きだしていきました。私の身体が、発ガンを促すほどの交感神経過剰緊張状態になっていたのは、そのころかかえていた仕事上のストレスが原因なのだと、自分でも思い当たるようになりました。自分の事業のやりくりで、がんばりすぎていたのです。治療を受けるうちに、もっと自分の身体に負担をかけない生き方ができるような働き方をしよう、と思うようになりました。

それから二カ月たって、三度めの内視鏡検査を受けると、ガンが一センチ弱にまで縮小しているのがわかりました。腫瘍は本当に小さくなっていました。いまでは、精神的にもゆとりをもって日々を送っています。

ガンを治す究極の四カ条

リンパ球を増やすためには、何よりも、ガンの治療にとりくむ患者さん自身の心のもち方が重要です。ガンは条件が整えば自然退縮するものですから、けっして絶望しないことです。ふつうの人は、自分がガンだと知ると、とてつもないショックを受けるものです。もう治りっこない、と思いこんでしまうようです。ガン検診に引っかかって再検査になっただけで、一カ月ぐらい頭の中が真っ白になって、不安で不安で眠れなかった、というような話もよく耳にします。しかし、そういう心理的ストレスがまた交感神経緊張状態を招いていくのです。すると、リンパ球は増えようがなくて、ますます発ガンを促すほうへと、体調が傾いていきます。まったくの悪循環です。

そこで、私は仲間の医師たちとともに、ガンを治したい患者さんが実行すべき四カ条というのを提唱しています。

一、生活パターンを見直す

二、ガンへの恐怖から逃れる
三、免疫を抑制するような治療を受けない。あるいは、受けている場合はやめる
四、積極的に副交感神経を刺激する

この四カ条を実行すれば、リンパ球の数や比率が上がります。そうすれば、ガンは自然退縮を起こしはじめます。

一と二については先ほど述べましたので、三、四についてもう少しくわしく説明します。まず第四条「積極的に副交感神経を刺激する」というポイントについてですが、副交感神経は何かものを食べることで腸管を刺激してやると活性化されます。前にも述べたように、消化管すべての働きは、副交感神経に支配されています。ですから、身体にいいもので、腸管の働きをほどよく刺激するような食べ物、たとえば、柔らかく煮た玄米や野菜やきのこなどを中心に食べて副交感神経を刺激するのが、いちばん簡単な方法です。

とくに玄米をすすめるのには、理由があります。玄米は完全な栄養素をほとんど含んでいます。炭水化物のほか、タンパク質、脂肪、ビタミンB群、ミネラルを含んでいます。リンパ球を上げる力でいえば、玄米に勝るものはありません。一週間も食べ続けると、体がぽかぽか温まってきます。よく夢も見るようになります。脳の血流が増えてくるからです。また、野菜の食物繊維やビタミン、きのこのベータグルカンは便秘を改善し、腸の異

常発酵を抑えてくれます。さらに、野菜はビタミンの宝庫で、ビタミンC、ビタミンA、ナイアシンが摂取できます。

ですから、こうした栄養をとるためにも、ガンの患者さんでも、ふつうの食事や、それに近い食事をとることがたいへん重要なのです。それから、副交感神経は血流とつながっているので、血行をよくするような行動も副交感神経を活性化してくれます。軽い体操、入浴、散歩は、できれば積極的に行っていただきたいです。身体を動かすと必ず血行が促進されます。病気を治したいと思うなら、毎日少しずつ運動をしてください。年配の方でも、短時間に無理なく身体全体を動かせるラジオ体操は、とくに優れた運動なので、おすすめします。

ガンは笑って治そう

副交感神経を活性化するのにもうひとつ大切なのは、心のもち方です。強くすすめているのは、よく笑うことです。やはり深刻な顔をしているときは、交感神経緊張状態になります。病気になって落ち込んだり、つらくなるのもわかりますが、治すためには、ぜひニコニコ笑って生活してください。ちょっとしたことでも笑っているとだんだん気分が明るくなるでしょう。そうすると副交感神経も活性化されます。だから大いに笑ってください。ガン患者さんは、表情が深刻で、ほとんど笑わない人が多いものです。みんな交感神経が張りつめているのです。ですから、医師としては、治療をはじめて、患者が笑いだしたらしめたもの、と思うくらいです。気持ちが暗く沈んでいても、鏡を見て無理にでも笑ってみてください。そのうちに、笑いがこみあげてきます。そうすれば、治癒への道が開かれたも同然なのです。

笑うことは、ガンに限らずさまざまな病気の治癒を支えます。たとえば、アメリカのジャーナリストだったノーマン・カズンズは、ある日突然、全身性の膠原病を発病しました。身体中が痛くなり、まるで火でもつけられたような炎症に襲われたといいます。医師には「もう治る見込みはまったくない」とさじを投げられましたが、カズンズはあきらめませんでした。自分で医学書や論文を調べ、考えぬいた結果、ステロイド剤をいっさい断ち、コメディー映画をたくさん見て、ユーモア本をひたすら読んで笑うことで、自分の治癒力を上げてステロイドを脱却、ついには膠原病も完治させました。つまり、免疫力を上げることで、難病といわれる膠原病から、完全な脱却を果たしたのです。

カズンズはその後、医学評論家になって、最後には医学哲学者とよばれるまでになりました。彼の著作、『死の淵からの生還』（講談社）、『笑いと治癒力』（岩波書店）には学ぶところがたくさんあります。あとでもふれますが、膠原病とガンの治療は似ています。どちらも免疫抑制がいきすぎて起こっている病気だからです。ガンの患者もぜひ、カズンズの例に学んでもらいたいと思います。

ガンの三大療法の是非を考える

次に、四カ条の第三条の「免疫を抑制するような治療を受けない。あるいは、受けている場合はやめる」について、くわしく述べたいと思います。ガンの三大療法とよばれているもの、すなわち、手術、抗ガン剤治療、放射線治療のどれもが、残念ながら、基本的には免疫を抑制するような治療です。すべてが否定されるべきではありませんが、免疫学の観点から見て、これらの治療法は病気の治癒とは基本的に矛盾していることは確かです。

手術について

まず、手術自体が、免疫を強く抑制するものです。私たちの身体は、たとえば外傷を受けたり、火傷を負うと、脈がはやくなります。これは、組織が壊されると交感神経が強い緊張状態になることを示している現象です。細胞レベルで見てみると、私たちの細胞は、ふつうは脂肪の二重膜に包まれています。ところが、外傷や火傷で細胞が壊れると膜が破られて中身がこぼれでたり漏れでたりします。すると、細胞の中身は強い酸化物なので、その酸化力で交感神経が刺激されます。この現象は、当然手術でも起きます。手術は組織にメスをいれて傷つけることになるので、大手術になるほど、交感神経が激しく刺激されて、顆粒球が激増します。もともと顆粒球が多すぎたために組織障害が起こってガンになったのに、さらに手術で顆粒球を増やしていいわけがありません。じっさい、大きな手術をきっかけにして、ガンが全身に広がることは、頻繁にあります。ですから、大手術はできれば避けたほうがいいと考えています。

もちろん、ガン組織がとりやすい状態であれば、簡単な手術でとりのぞくというのは、悪い選択ではありません。たとえば、ガンが早期で、原発巣にとどまっている場合などです。というのも、ガン組織自体に、交感神経を刺激する傾向があるからです。つまり、ガンが交感神経の緊張状態が持続するよう働きかけてしまうのです。ですから、それを止めるという意味で、簡単にとれるものならとってもいい、ということです。ただし、肝心なのは、ガン組織をとりさったからといって、安心してしまわないことです。発ガンを促すような交感神経緊張状態があってガンになったのだから、それを改善していかなければいけません。さきほどの四カ条を実践する必要があります。そうでないと、また別のところにガンができる可能性も十分考えられます。

最近は以前ほど行われなくなってきたようですが、リンパ節廓清《かくせい》も、あまりおすすめしません。リンパ節への転移を恐れてリンパ節をとりさるわけですが、リンパ節はガンと戦うリンパ球が出てくるところです。ここをとりさってしまうと、免疫抑制が強く起こります。じっさい、リンパ節廓清を徹底的にやっても、予後に変化がない人が多いのです。むしろ予後が悪くなるという報告もたくさんあり、最近では、リンパ節廓清に慎重な医師も増えてきています。

こうして考えてみますと、まとめとして、まず大手術は避けたほうがいいです。簡単な手術なら行ってもかまわない場合もありますが、なるべく最小限に抑えることが大切です。そして、手術をしたからといって安心しないで、四カ条を心に生活を改めて生きていく、ということがいちばん重要です。

抗ガン剤について

自律神経免疫療法で、すさまじい抗ガン剤の副作用から離脱（女性・二十九歳）

四年前の夏、生理が遅れ、つわりのような症状を感じた私は、二人めの子どもを妊娠したのかもしれないと思い、妊娠検査薬をためしました。陽性の反応がでたので、翌月、もうすこし妊娠がはっきりする時期になってから産婦人科を受診しよう、と思いました。ところが、二、三週のうちに、胸はひどくむかつき、腹痛が起こり、不正出血もはじまったので、私は急いで検査にでかけました。

結果は、妊娠ではなく、胞状奇胎との診断でした。妊娠の検査では、血液中のβＨＣＧ（ヒト絨毛ゴナドトロピン）を調べますが、この数値が高すぎると胞状奇胎と診断されます。私はすっかりうろたえました。胞状奇胎になると、将来絨毛ガンになる可能性が高く、絨毛ガンは、ガンの中でも悪質であることが知られているからです。とにかく治療をきちんと受けなくては、と私は産婦人科で手術を受けました。

胞状奇胎の場合、子宮の中に異常増殖した絨毛組織を完全に除去しないと、病気の再発になります。私は三回の子宮内容掻爬吸引除去手術を受け、βＨＣＧの数値が下がりはじめたことを確認しました。同時に、この病気について自分でも調べて、手術後一、二年は妊娠しないほうがよいことを知りました。ところが、担当の婦人科医は「もういつでも妊娠してかまいません」といいます。私は不安を感じたので、なるべく妊娠しないように注意をしていました。しかし、手術から半年後、妊娠の兆しを感じ、検査を受けにいきました。

すると、いつもの担当医が「胞状奇胎の再発かもしれません」と深刻な顔で告げました。さらに、手術後継続して行うべきだった治療をしていなかったことを認めたのです。それは、あまりにも稚拙な医療ミスでした。担当医は、私の手術をしておきながら、私を、ふつうの流産の患者と勘違いしたというのです。もちろん、妊娠もあってはいけないことでした。

βＨＣＧが高くなっていても、私の症状は胞状奇胎なのか妊娠なのかわかりません。担当医にいくらきいても、判断できないといいます。ほかの病院の紹介を頼んでも、「よそでもわからないことは同じだ」といって、紹介してくれません。私は完全にパニックでした。担当医は、ガンであることを考えて、抗ガン剤の治療をするしか手がないと告げました。夫も夫の両親も激怒して、「そんな病院は早く転院しなければだめだ」といってくれていたのに、私はガンに対する恐怖から、抗ガン剤治療しかない、と思いこんで、この担当医の意見を受けいれてしまいました。

抗ガン剤治療は、想像を絶する、地獄のような苦しみを私にもたらしました。まず錠剤の服用をはじめたのですが、わずか二日で副作用に耐えられなくなりました。猛烈な倦怠感と、激しい吐き気で、ベッドから起き上がることもできません。家族は私が死ぬのではないかと思ったそうです。

錠剤が合わなかった私は、点滴による抗ガン剤治療に変えてもらいました。これは、五日連続の点滴＋三週間の休薬期間を一クールとして、三クールという計画でした。錠剤よりは多少弱いものの、副作用は依然おさまらず、点滴のたびに吐き気におそわれ、食事も水もとれなくなります。一クールごとに、毎回五キロの体重が落ちていきました。

家族は私の姿を見ていて、とにかく病院を変えよう、と何度も勧めてくれたのに、私はβＨＣＧの数値が下がっていることにばかり気をとられ、苦しいのは抗ガン剤が効いているからだ、と期待して、この治療をやめることができませんでした。担当医も「もうすこしだから」と繰り返しました。いま思えば、医療ミスが明るみにでることを怖れていたのでしょうが、そのときは、自分のことで頭がいっぱいで、そんなことにすら気づきもしなかったのでした。

やがて、決定的な副作用が起こりました。抗ガン剤の点滴をうけていると、頭皮にひどい痛みを感じ、髪が抜けることを直感しました。看護婦に訴えても、とりあってもらえません。さらに二週間ほどすると小さな円形のはげができはじめ、やがて、手でちょっとふれただけで、髪が束になってバサバサと抜けはじめました。私は泣きました。さらに、身体の皮膚の色もどす黒くなってきました。とくに目のまわりと手指の節々が、まるで死人のように黒くなっていました。

私の心の中に不安も広がっていました。これほどつらい思いをしているのに、抗ガン剤治療の結果は、まったく安定しません。βHCGの数値は上がったり下がったりを繰り返すばかりです。私はすでに、静脈注射の抗ガン剤治療もはじめていて、二クールを受けていました。すると、担当医は、「このクールの終了時にβHCGの数値が下がっていなければ、もっと強い薬を使いましょう」と提案しました。これ以上抗ガン剤治療を受けていていいのだろうか？ 私の心は迷いでいっぱいでした。数カ月にわたる化学療法で、私は、自分の身体が限界に達していることを感じていました。担当医には、もう一度「別の病院を紹介してくれ」と頼んだのですが、「ここまでがんばったのだから、続けよう」といって、耳を貸してくれませんでした。

そんなときに、私のようすを心配してくれた知人が、健康雑誌に掲載されていた福田稔先生の針治療のことを教えてくれました。薬をいっさい使わず、針とレーザーだけで乳ガンを治したといいます。現代医学の力と薬の力をまだどこかで信じていた私には、すぐには信じられませんでしたが、とりあえず、知人のすすめに従って、福田先生の指導している「爪もみ療法」を試してみることにしました。

爪もみ療法は、とくに道具もいりません。毎日、指の爪の脇のところをもめばいいだけです。ぎゅっと力を入れると、それなりに強い痛みを感じます。これを私は、朝昼晩の三回続けました。すると、信じられないことに、一カ月ほど続けるうちに、身体が楽になるのを感じました。さらに、ずっと悩んでいた強烈な吐き気も、少しずつおさまってきたのです。私は福田先生の治療に希望を抱くようになりました。そして、ついに、先生のところに電話をかけて、事情を話しました。

先生は「ガンでもないのに抗ガン剤治療を受けているなんておかしいよ。すぐに薬をやめて、こちらへ治療にいらっしゃい」とおっしゃってくれました。抗ガン剤にこだわっていた気持ちが、そのとき、消えていきました。私は助かるかもしれない、そんな希望がわいてきました。それは、病気を宣告されて以来感じることのできなかった、前向きな気持ちでした。

電話をかけて二日後に、福田先生の治療を受けました。福田先生は、いままでの私の話を聞くと、「大丈夫、治るから」とおっしゃいます。前の担当医は、何をきいても「わからない」というばかりでした。そのせいか、私もいつのまにか「ガンになったんだから、いつか死ぬんだ」と思いこんでいました。しかし、そんな根拠のないこだわりの気持ちが、すうっととけていきました。気分がすっかり楽になりました。先生は手足の指先や頭、肩などに針を刺す治療をはじめました。

同時に、先生は、私の心のもち方についても、治療を行ってくださっていたと思います。「あなたはとてもまじめな人、いやまじめすぎる人だね。もっと楽にしたらいいんだよ」と、私の性格を見抜かれました。たしかに、私はまじめで、ストレスをかかえこむタイプの人間です。それが、病気の原因になっていたことも、だんだんわかってきました。はじめて治療を受けた日の帰り道、私はうれしさと希望で、涙が止まりませんでした。

治療の効果は、翌朝にすぐ現れました。抗ガン剤治療を受けると、独特の薬くさい尿がでますが、この日の朝一番の尿は、これまでの抗ガン剤がすべてできったかのような強烈なにおいでした。悪いものがでたような実感がありました。さらに、この尿がでたあと、あれほど長い間続いていた吐き気が、ぴたっとおさまりました。

治療は一週間に一度受けていたのですが、身体がどんどん元気になっていくのがわかりました。食欲もできましたし、体重ももどってきました。抗ガン剤治療を受けていたころは、何をするのもおっくうなくらい疲れ切っていましたが、気力体力がどんどん充実してきて、新潟駅から福田先生の病院までの二十五分くらいの距離もじきに歩けるようになりました。同時に、身体の冷えがとれて、頻尿が治っていきました。

一カ月ほどたつと、髪の毛がどんどん生えてきました。髪の毛一本一本がまるでのびたくてしかたがないようで、頭皮に痛みを感じたほどです。また、肌の黒ずみも消え、色白の肌がもどってきました。

目に見えて回復していたにもかかわらず、リンパ球の数値はなかなか上がりませんでした。最初のころは、一〇〇〇個／一マイクロリットルだったのですが、それを正常値にもどすには、それなりの時間をかけた治療が必要でした。また、ちょっと体力的・心理的な無理をすると、数値はすぐに下がりました。つくづく、ストレスは白血球に影響しているんだな、と思いました。

回復が早かったのは、私の年齢が若かったからだ、と福田先生がおっしゃっていました。リンパ球はなかなか上がらなかったものの、身体中からさまざまな体調回復の兆しが現れていました。たとえば、生理の血液がどろどろしていたのが、さらさらになり、生理痛が消えていきました。

抗ガン剤治療を受けているあいだ、あれほど不安定だったβＨＣＧの数値も、すっかり正常にもどりました。身体の底から力がみなぎってきて、私はほんとうに、自分が生まれ変わったような気持ちがしていました。体調がよくなってくると、欲がでてきた私は、福田先生に「もう一人子どもを産むことはできるでしょうか」とおそるおそる尋ねました。すると、先生は「当たり前だ。産めるに決まっているじゃないか」とおっしゃいました。いまでは私はすっかり健康をとりもどしました。それどころか、病気になる前以上に健康な人生を送っています。

抗ガン剤治療は、現在たいへん広く行われています。抗ガン剤というのは、白血病の治療に使われたら、白血病細胞の感受性が高く、よく効いたのです。それで、この白血病治療でのいいイメージがすっかり拡大解釈されてしまって、なんだかガンのすべてによく効くような印象を人々に与えてしまいました。ところが、抗ガン剤治療を行うと、患者さんはみんなげっそりやつれてしまいます。免疫系が抑制されてしまうのです。結果として、ガンは小さくなったけれど、そのあとの戦う力がないという感じになります。

抗ガン剤が患者さんの身体に大きな負担を与えているのはあきらかです。では、なぜそんなにやつれてしまうのでしょうか。抗ガン剤というのは、細胞の分裂・再生を阻害する薬剤です。前に、ガンが、再生する組織で発生することを述べました。ガンという組織もまた、再生をくりかえす組織です。抗ガン剤は、組織の再生を止めます。それも、ガンだけではありません。身体中の再生組織の細胞分裂を阻害します。だから、抗ガン剤を使うと皮膚がボロボロになったり、髪が抜けたり、唾液がでなくなったりします。腸の上皮細胞もダメージを受けますから、下痢になる患者さんもたくさんいます。どれも、組織再生が本来活発に行われている場所で、抗ガン剤によって細胞分裂を抑えこまれているために起こる副作用です。ですから逆に、脳や神経などの、再生していない細胞は、抗ガン剤の影響があまりでません。

リンパ球を含めた血球も再生分裂する細胞ですから、抗ガン剤の影響を強く受けます。抗ガン剤治療をはじめると、リンパ球の数値はみるみる下がります。ガン患者さんというのは、ただでさえ交感神経緊張状態で顆粒球過剰・リンパ球抑制状態になっているのに、追い打ちをかけてしまうのです。

なぜ抗ガン剤はガンを治さないのか

それでも、「抗ガン剤を使うとガンが小さくなるのだからいいことじゃないか」と思う人もいるかもしれません。確かに、抗ガン剤を使うとガンは小さくなります。でも、抗ガン剤を使うとどうしてガンが小さくなっているのか。そのメカニズムを考えてみてください。

抗ガン剤を服用すると、組織の分裂が抑えられますから、ガンが大きくならなくなります。強い薬になればなるほど、分裂を抑えます。同時に、細胞組織というのは、刻々と年老いて死んでいきます。すると、増える活動は抑えたままどんどん減っているわけですから、当然ガン組織全体としては小さくなっていきます。つまり、抗ガン剤は、ガン細胞だけを悪いものとして攻撃しているわけではないのです。新陳代謝という生体の自然な活動すべてを抑えこんで、その結果としてガンの活動も抑えているのです。だから、体力がどんどんなくなっていきます。そして、治癒力もすっかりたたきのめされてしまいます。

では、ガンの部分に直接抗ガン剤を入れて、ガン組織の分裂だけを止めて治すことはできないのでしょうか？　そういう抗ガン剤もたしかにあります。たとえばガン組織を狙って動脈注入する方法では、たしかに、ガンの縮小は強く起こりますし、リンパ球の減少も少なくてすみます。それでも、最終的に、あまりいい結果はでません。なぜでしょうか？　それは、結局のところ、その患者さんが、発ガンを招いた生き方を脱却していないからです。根本的な生き方が改善されていないので、また別のところに発ガンしてしまうことがたいへん多いのです。手術も同じで、ガン組織をとりのぞいたり小さくしたりしただけで安心していては、何の解決にもならないのです。逆に、手術や抗ガン剤の直接注入でガンを小さくして、ひきつづき、ガンになる原因をとりのぞくような免疫活性の治療法、生活を実践していくことができれば、つらい手術や抗ガン剤治療を受けた甲斐もでてくると思います。じっさい手術を受けた後、免疫療法や健康食品を積極的にとりいれて、ガンから脱却している人はたくさんいます。

このように考えてみますと、やはり、よほどはっきりとした見通しが立たない限り、なるべく抗ガン剤は使わないほうがいいと思います。たしかに、抗ガン剤が効くガンもあります。たとえば、白血病などは、その一例でしょう。はっきりと治癒の見通しが得られるガンであれば、使ってよい場合があると思います。また、ツール・ド・フランスで二度優勝したアームストロング選手は、手術とかなり激しい抗ガン剤治療で、ガンを克服しましたが、彼の場合は、常人をはるかに上回る体力と若さがあったからこそ、効果を上げることができたのだと思います。たしかに、若い人ほど、抗ガン剤治療が効果を上げる傾向があるようです。

とはいえ、現在の段階では、ただガンが大きくなったとか、転移したとか、あるいはガンのマーカーが上昇したからといって、根本的に治る見通しもないのに安易に抗ガン剤を使う傾向が強くあります。すると、ふつうの体力の患者さんの場合は、身体はすっかりやつれてしまいます。結果として、免疫も一気に抑制してしまうので、ガンを根本から治す機会を失ってしまいます。抗ガン剤については、そこのところを見誤らないでほしいと思います。

抗ガン剤治療の問題点を象徴するイレッサ

二〇〇二年十二月以来、副作用によって多数の死者をだし、物議をかもしている肺ガン治療用抗ガン剤イレッサ（一般名ゲフィチニブ）の問題は、抗ガン剤治療の問題点を象徴しているように思われます。

　イレッサは、ガンを小さくする力が強く、さらに、抗ガン剤治療につきものの白血球の激しい減少という副作用が少ない「夢の治療薬」として、エイズ治療薬をのぞけば、異例のスピードで承認されました。経口薬であるという手軽さもあって、たくさんの患者の期待を集めたようです。しかし、二〇〇二年七月に発売して半年もたたないうちに百二十人を超える死者をだしています。イレッサで死亡した患者たちのおもな副作用は、間質性肺炎というもので、これは肺胞の間の組織である間質に炎症が起こるものです。息切れがし、呼吸が苦しくなり、せきが止まらないというのがその症状で、ひじょうに苦しいものです。

　イレッサは、世界に先駆けて日本の厚生労働省が最初に承認しました。厚生労働省は、薬品の認可に時間をかけすぎているという批判を受けて、いちはやくスピード認可をしたのです。報道によれば、アメリカの承認審査を控えた製薬会社が、イレッサの副作用をじっさいよりも軽く報告していたとか、副作用の報告を控えていたという問題もあったようです。また、イレッサはほかの抗ガン剤治療を受けたことのある肺ガン患者および手術不能、あるいは再発した肺ガン患者を対象としている薬なのに、じっさいには、大腸ガンや乳ガン、膀胱ガンや膵臓ガンの患者にも服用者がいたことがあらわになりました。患者から必死に乞われたために、医師の側で断り切れなかったケースもあったようです。

しかし、こうした問題はどれも、私には表面的な問題に思えます。きちんと認識しなければならないのは、ガンの縮小はガンの治癒ではない、ということです。イレッサが目標としているのは、ガンの縮小です。しかし、ガンが小さくなることがつねに治癒への道であるとは限らないのです。それは、ガンとともに、身体中の細胞組織の再生が抑えられている証かもしれないのです。

また、先にも述べましたが、ガンは、交感神経緊張状態から免疫力が弱まり、顆粒球が増えた結果、組織破壊が過剰になって起きたものです。万が一、まったく副作用なくガンの部分だけをとりのぞくことができたとしても、発ガンを促した交感神経緊張状態を、生活全体を視野に入れて改善しなければ、また発ガンする危険性が大いにあります。

イレッサは、ガン細胞が増殖を促す因子であるタンパク分子にだけ働いてガンの増殖を止め、小さくしていくという薬で、「分子標的薬」とよばれる新しいタイプの抗ガン剤です。ガン細胞が出すタンパク分子だけを標的としているから、ほかの組織を攻撃することがない、というふれこみでした。しかし、現実には短い期間にこれだけの副作用が起こっています。もちろん、イレッサを服用してガンが小さくなり、副作用もほとんどでていないという患者もいるようですが、そうした人たちについても、服用から数年単位で、これからどういう経過をたどっていくのかを見極めていく必要があるのではないかと思います。じっさいに、イレッサを数クール服用してガンが見えなくなったと喜んで退院したら、その数週間後には肺繊維症を発症して亡くなったというケースも耳にしています。肺繊維症を起こすくらいですから、リンパ球は一〇パーセントを下回っていたのではないかと推測します。イレッサが効いたという患者は、ガンが小さくなったのでしょうが、果たして健康な日常生活をとりもどせているのでしょうか？　ガンが小さくなったと退院した後で、まもなく亡くなってしまったという患者が高い比率で出現している可能性も否定できないのではないでしょうか。きちんと調べていく必要があると思います。

イレッサの件を耳にして、残念に思うことがあります。イレッサは、肺ガン用の抗ガン剤ですが、一般的に、「肺ガンは治りにくい悪性のガンである」と思っている人が多いようです。たしかに、肺は組織が細かく枝分かれしているために、手術が難しい臓器です。だから一般の人々は、「肺ガンになったらもう打つ手が限られている」と思いがちなのでしょう。しかし、免疫療法の目から見れば、じつは、肺がいちばん治療が簡単なのです。なにしろ、胸を張って深呼吸することが、即、治療につながっていくからです。肺ガンの患者にこそ、すぐにあきらめたりしないで、生活全体の改善にとりくむ免疫療法を知ってほしいと思います。

以上述べてきたように、今回のイレッサの問題は、抗ガン剤のかかえているさまざまな問題を多面的にはらんでいますから、ことによると、今後のガンの医療の方向に、少なからず影響を与えるのではないかと思っています。いわゆる抗ガン剤離れを促す可能性もあるのではないか、と考えています。

スキルス性胃ガンで余命三カ月と宣告されながら、免疫療法で六カ月延命し、QOLの高い最後の日々を送る（六十六歳（当時）・男性（手記は夫人による））

平成十四年の初夏のころから、私の夫は急激に痩せはじめました。夫は長年携わってきた会社から数年前に引退し、どちらかといえばのんびりとした生活をしていたので、何も生活に変化がないのにこんなに痩せてくるなんておかしい、と私は不安を感じました。一カ月に数キロも体重が減ったので、私はついに六月の中旬すぎに、夫を近くの医院に連れていきました。医師は話をきくと、精密検査をしたほうがよい、といわれ、すぐに検査を受けました。そして、一週間後に結果がでました。夫の病名はスキルス性胃ガンでした。

私は目の前が真っ暗になりました。医師は、「すでに腹水がたまっているので、手術は困難です。残念ですが、余命は三カ月です」といいました。ほんの数カ月前まで、ごしく健康に暮らしていたのに、と思うと夫の身に起こったことが、信じられませんでした。スキルス性胃ガンが悪性で、しかも進行のとてもはやい怖ろしいガンだということは、私も知っていました。夫に病名を告げる気持ちにはとてもなれず、とにかく私がなんとかしなければ、とガンの治療に関する本や情報を夫に知られないように必死で集め、勉強しました。医師は、手術ができないから抗ガン剤治療をしましょう、といいましたが、抗ガン剤治療を受けると患者がとてつもなく消耗すること、そしてスキルス性胃ガンでは治療の見こみもあまりないことがわかっていましたから、丁重に断りました。余命が短いと判断されていたからでしょう、医師もとくに抗ガン剤を強くすすめることはありませんでした。

できることはなんでも試したい、私はそう思い、本を通して知った自律神経免疫療法を夫に受けさせようと思いました。本を読んでいて、もしかしたら、夫にも回復の見こみがでてくるかもしれない、という説得力が感じられたからです。そこで、スキルス性胃ガンと診断されてから約一カ月後、九州でこの治療を受けられる田島外科を訪ねました。

この時点で、私はまだ夫には、ガンであることを告げていませんでした。しかし、夫はうすうす、自分が深刻な病気であることを感じていたようです。田島圭輔先生が免疫療法の説明をしているうちに、夫は自分がガンであることを悟りました。そして、自分がガンであるという事実を受け入れた上で、免疫療法にとりくむ決心をしてくれました。

その日から、週に一回のペースで病院に通って、田島先生の治療を受けました。すぐに夫の身体に変化が起こりはじめました。まず、治療から三日め、ガンにかかって以来セメント色になっていた胴体部分の皮膚の色が血色をとりもどし、ふつうの肌の色になりました。また、尿の量が目に見えて増えていきました。同時に、ずっと感じていた強い冷えが消えはじめ、二週間もたつと、冷えはまったくなくなった、といいました。

さらに数週間たつと、それまで倦怠感のせいか家ですごしがちだったのが、少しずつ外にでかけるようになりました。とくに、夫の趣味はパチンコでしたので、散歩がてら、パチンコにいくようになりました。最初にガンを発見した医師からは、余命三カ月といわれていたのに、それから三カ月たった十月、夫はパチンコにでかけたりと、ふつうに近い生活を送ることができていました。食事も、とくに病人食ではなく、ふつうのものを食べていました。もし抗ガン剤治療などを受けていたら、こうはいかなかったでしょう。私は、なるべく夫がやりたいと思うことをさせてあげたいと思っていました。

十一月になると、寒くなってきたので、あまりパチンコには出かけなくなりました。

そのかわりに、家でテレビを観てすごすことが多くなりました。少しでも免疫力が上がれば、と思い、私は夫の好物のなかから、消化のよさそうなもの、身体によさそうなものを考えて、毎日三食を用意しました。十一月の終わりになると、腹水もかなり減り、尿の量がさらに増えて、脚のむくみがとれてきました。

しかし、病状はそれ以上は好転しませんでした。十二月中旬、寒さが厳しくなると、夫は脚に力がはいらなくなって、寝たきりになってしまいました。それでも、痛みなどの苦しみはまったくない、といって、テレビを観てのんびりすごしていました。寝たきりになってからは、病院には通えないので、毎週一回往診で免疫療法を受けていました。

最後に免疫療法を受けたのは、十二月二十六日でした。そしてその三日後の十二月二十九日の早朝、夫は最期のときを迎えました。前日の夕方にお粥を食べた後、夫はテレビを観てすごしていました。ふだんは真夜中近くには眠りに落ちていたのですが、その晩に限って、真夜中ごろ、「今夜は眠れない」と私に声をかけました。以前、眠れないときのために、と処方されていた睡眠薬を飲むと、いったんは眠ったようです。ところが、二時ごろ目を覚まして、私に突然「病院の支払いをするように」といいました。午前三時ごろ、私はなんとなく、夫から最後の指示を受けているような気がしました。

お腹がすいたというので、好物のあんパンを口元に差しだしたのですが、食べることはできませんでした。それでも、味わいたいというように、あんパンをぺろぺろとなめていました。そして午前三時半ごろ、「ああ、これで何もかも終わった」という言葉をつぶやきました。それが最後の言葉になりました。午前六時すぎに、何もいわず、苦しまず、眠るように夫は息を引きとりました。

たしかに、夫は、免疫療法で完全な回復を得ることはできませんでした。しかし、私は免疫療法に感謝をしています。免疫療法が効かなかったのではなく、夫のスキルス性胃ガンの力が夫の生命力を上回っていて、ガンを克服するに至ることができなかったのだ、と納得しています。

ガンが発見されたときから、夫の病状はすでにいわゆる「手遅れ」の状態でした。もし抗ガン剤などの現代医学の治療を受けていたら、夫の病状では、すぐにベッドの上に寝たきりになって、残りの人生は病人としての生活を送るしかなかったはずです。余命三カ月といわれた夫が、さらに三カ月もの時間を得て、その間、自宅でふつうの生活を送ることができました。それは、夫にとって、とても幸せなことだったはずです。夫は、免疫療法を受けたおかげで、悔いのない最期を迎えることができました。それは、夫の最後の言葉にはっきりと表れています。

抗ガン剤治療隆盛には、歴史的な背景があった

現在、抗ガン剤治療は、あまり疑問をもたずに行われています。これには、抗ガン剤が使われはじめたころの日本の事情が影響しています。抗ガン剤がこれほど使われるようになったのは戦後のことです。戦前、戦中、戦後すぐまでの時代、日本は貧しくて、栄養状態もよくなかったし、重労働を強いられていました。人々の生活は交感神経緊張状態にならざるを得ない状態でした。すると、当然ガンの増殖、悪化もはやかったのです。たとえば胃ガンなどは、手がつけられないほど進行がはやくて、発見されるとまもなく死んでしまうケースがとても多かったのです。そのため、ガンはものすごく進行がはやい病気だというイメージがすっかり定着してしまい、とにかく、見つけたらすぐに何とかしなくては、という方向で治療方針が進んできてしまいました。見つけたら徹底的にガン組織をたたこう、というような風潮ができてしまったのです。

ところが、現在の私たちの暮らしはどうでしょう？　かつてのように肉体的に厳しい重労働からはずいぶん解放されています。ひもじい思いをした食糧難ももうありません。暖房がゆきとどいていますから、寒さにふるえることもありません。そのおかげで、私たちの身体は副交感神経優位になりやすくなっていますから、ふつうならリンパ球が多くてガ

ンは増殖できない状態です。それなのに、昔のままの考え方で、とにかくガンは撲滅しないとすぐ進行する、と思いこんでいるから、抗ガン剤をどんどん使ってしまいます。もちろん、進行のとてもはやいガンもありますから、気をつけて見極めなければいけません。しかし、もう少し抗ガン剤の功罪を慎重に考えてみる必要があると思います。そもそも、抗ガン剤治療を経てガンが完治したという人に、なかなかお目にかからないものです。ガンとなったら何が何でも抗ガン剤を使う、という風潮は、根本的に見直されるべきではないでしょうか。

放射線治療について

放射線治療も、免疫抑制を引き起こします。たとえば肺ガンや、食道ガンだったら、それぞれ肺、食道のガン組織ができている場所に放射線をかけます。最近では、たいへんな精度で、ガン組織があるところだけに正確に放射線を当てているといいます。ところが、限られた場所だけを照射しているはずなのに、身体全体に免疫抑制が起こるのです。放射線治療を受けた後は、なんだか疲れてぐったりしてしまう、という患者さんはたくさんいます。じつは、免疫が抑制されて、生体全体の活性が落ちてしまっているのです。

肺ガンでも食道ガンでも、造血組織である骨髄に照射しているわけではありません。骨髄とは離れた、ほんの一部の組織に照射しています。それなのに、全身性の免疫抑制が起こります。この謎がいままでまったくわかっていなかったのですが、免疫学の視点から見ると、きちんと謎が解けます。つまり、大けがをしたり、大手術を受けたときと同じように、放射線を受けると組織が壊れ、細胞の内容物が身体に出て、それが交感神経緊張状態をつくっていたのです。照射するとガン組織とともに、そのまわりにある正常組織も死にます。その刺激によって、交感神経緊張状態になり、顆粒球が産生されます。さらに、骨髄細胞や免疫組織が傷つけられた場合、リンパ球の産生自体が抑制されます。それに、そもそも放射線自体が発ガンを促すものです。積極的にとりいれたい治療法とは、やはりいえません。

熱や痛みのあとでガンの自然退縮が起こる

四カ条を実践すると、ガンの増殖が止まります。そして、リンパ球がある程度増えると、ガン組織の自然退縮がはじまります。この治癒の現象が、日常茶飯事のごとく起こるのを私たちの仲間の臨床医たちは目のあたりにしてきました。同時に、副交感神経を優位にする治療の過程で、三分の二ぐらいの患者さんが、熱がでてだるい、あるいは節々がすごく痛むというような、ちょうど自己免疫疾患と同じような症状を体験します。そうした症状を体験した、そのあとにガンの自然退縮が起こってきます。では、こうした不快な症状は、どうして起こるのでしょうか。ガン細胞を攻撃するのは、おもにNK細胞、胸腺外分化T細胞、傷害性T細胞と自己抗体産生のB細胞の四種類です。これらの白血球の細胞がガンをたたくときには、必ず炎症反応が起こって、発熱、痛み、不快を伴います。あるいは下痢をすることもあります。肺ガンなら咳がでてきたりします。大腸ガンだと血便がでたりしますし、膀胱ガンだと血尿がでたりします。それが、治癒に向かっている反応なのです。

もう少しくわしくメカニズムを説明します。副交感神経というのはリラックスの神経ですが、急激に活性化されると、プロスタグランジン、アセチルコリン、ヒスタミン、セロトニン、ロイコトリエンなどの物質をだします。これらはどれも、発熱や痛みをだす物質なので、不快な症状が現れます。ところが、ふつうの患者さんも、免疫のことをきちんとわかっていない医師たちも、こういう症状が治癒の過程で自然に起こるということがわかっていないものですから、つい、症状を止めたくなるのです。そのため、鎮痛剤、消炎剤、解熱剤、とくに、ステロイド剤を患者に服用させてしまいます。もちろん、痛みとか発熱が止まりますから、そのときは元気がでてきます。しかし、これは、治癒反応を止めているわけで、ガンを根本から治していくという意味では、まったく逆効果なことをやっているのです。

じっさいには、ガンの自然退縮につながる治癒反応がはじまると一週間ぐらいは寝込むようなつらい症状が続きます。その後、リンパ球が増えてガンが退縮しはじめます。だから、ガンの患者さんで、免疫活性療法で治していくというつもりの人は、この反応をぜひ覚えておいてほしいと思います。この反応がわからないと、症状の変化に不安になるし、事情を理解していない医師に相談してしまえば、薬をだされて、治癒症状を止められてしまいますから、注意が必要です。

じつは、この治癒反応は昔から、傍腫瘍症候群（パラネオプラスティック・シンドローム）という名前で、ガン患者の治癒過程で必ず起こる反応として知られていました。ところが、忘れ去られてしまったのです。戦後、抗ガン剤を使うようになって以来、この反応がでなくなってしまったからです。免疫が活性化して攻撃する反応ですから、抗ガン剤を使って免疫を抑制する治療が行われると、当然この反応が起こらなくなります。

傍腫瘍症候群の中で、昔からいちばんよく知られているのは、黒色肉腫、メラノーマが自然退縮するときの反応です。発熱して、節々が痛くなり、その後で、アルビノ（白子）状態の斑点がでてきて、黒色肉腫が自然退縮します。これは自己応答性T細胞（胸腺外分化T細胞）や自己抗体が、ガンの黒色肉腫細胞と正常のホクロ細胞をまとめて攻撃したからなのです。黒色肉腫は、皮膚の上、目に見えるところにあるから、この反応がいちばんわかりやすくて知られていたわけですが、もちろん、これは黒色肉腫だけではなく、ほかのガンでも起こることです。

せっかくこういう反応があってガンの自然退縮が進むことが知られていたのに、抗ガン剤治療が広まった五十年ぐらい前から、抗ガン剤の使用によりこの反応が消え、医師たちも忘れてしまっていました。ところが、いま、私たちの仲間の医師たちが免疫を活性化させる治療を実践すると、またこの症状が現れるさまを経験するようになりました。この症状を経て、ガンが自然退縮に向かっていきます。先ほど述べた、発熱、痛みのほかに、しびれなどの神経症状もでてきます。これは、ガンが上皮で起こるものであるためです。上皮には神経が張りめぐらされています。ですから、ガンが攻撃されると、即座に神経も刺激を受けます。すると末梢神経刺激が興奮してきて、しびれや痛みがでるのです。傍腫瘍神経症候群（パラネオプラスティック・ニューロロジカル・シンドローム）とよばれます。この反応も、覚えておくとよいでしょう。

傍腫瘍症候群は、忘れ去られてから五十年も経ってしまったために、いまの若い医師たちは、この治癒反応の存在自体を知らないことが多いようです。抗ガン剤や放射線などの、免疫抑制の治療しか経験がないので、見たことがないのです。まさに、五十年ぶりに息を吹きかえした現象なのです。だから、もし免疫活性の治療にとりくんでいる過程で、こうした不快な症状が現れたら、すぐにそれを止めようとしないで、治癒反応である可能性を考えてください。もし治癒反応だと判断できたら、その症状を少し耐えて乗り越えましょう。すると、その先には、ガンの自然退縮が待っています。

ガンの温熱療法が効くのはなぜか

ガンの温熱療法は、じつは傍腫瘍症候群とつながっています。ガン細胞は熱に弱いから、温熱療法をすると効くのだ、と説明されることがよくあります。もちろん、そういう理解のしかたもまちがってはいませんが、重要なことは、熱がでたときはリンパ球が戦う環境になっているということです。たとえば、風邪のとき、リンパ球がウイルスと戦うために高い熱がでます。ですから、ガン細胞が直接熱に弱いということではなく、発熱した状態ではリンパ球が働きやすいということなのです。そう考えると、温熱療法はこれから盛んになってくる可能性があると思いますし、とりくむ価値もあるでしょう。

さらに、免疫の働きが発熱で支えられていることを理解すれば、熱がでたときもすぐ下げなくては、と考えることがなくなるでしょう。熱がでると体がだるくてつらいから、ついつい下げたくなります。しかし、熱がでれば、傍腫瘍症候群と同じ、治癒反応が促進されます。温熱療法が促進しているのは、発熱↓リンパ球の活性化↓治癒という流れです。

残念ながら、いまの治療では、ガン患者さんに熱がでると、すぐに下げてしまいます。あるいは、抗ガン剤などのせいでそもそも発熱しなくなってしまっている人が多くいます。そういうことを考えても、温熱療法の向かっている方向自体は、まちがっていないと思います。

ガンになりやすい心と性格

私の仲間の医師たちの経験を見ていても、やはりガンになりやすい心や性格はあると感じています。すごくがんばる人、あるいは小さいことにくよくよする性格、やはり自分を交感神経緊張状態に追いこむような性格の人が多いように思われます。よく「ガン家系だから」とか「ガン遺伝子を持っているからガンになる」と思っている人がいるようです。

もちろん、ガンと関連する遺伝子はあると思います。しかし、性格というのはたった一つの、あるいは数個の遺伝子だけで決められて支配されているわけではありません。たくさんの遺伝子の情報が複雑にからみあって、形成されているものではないでしょうか。具体的にある単一の遺伝子がガンと関係するということはそうそうないでしょう。

発ガンの機会を増やす身近で危険な薬

消炎剤・鎮痛剤が交感神経緊張を促すことは、前にも述べました。これらの薬は、一時的な痛みをとるために短期間服用するくらいなら大きな問題はありませんが、長期にわたって常用すると、発ガンしやすい体質を招きます。たとえば、中高年になると、膝が痛い、腰が痛いという人がたくさんいます。そういう人たちは痛み止めの薬を処方されて、長年飲み続けた結果、発ガンする危険性があります。痛み止めというのは湿布薬にも使われますが、血流を強く阻害して交感神経緊張状態をつくります。痛み止めの薬をのむと、すごく脈がはやくなってやつれてくるのも、交感神経緊張状態の症状のひとつです。

薬の中では抗不安剤や、睡眠薬なども、ゆっくりと交感神経緊張状態をつくる薬です。病状によっては、長期にわたってのまざるを得ない場合もあるかもしれませんが、こうした薬を長くのんでいることの危険性は知っておいたほうがよいでしょう。やはり交感神経緊張状態になってやつれてきて、発ガンの機会が増えてきます。

転移はガンが治るサイン

前に述べた四カ条は、ガンが転移したあとでも行う価値があります。そもそも、「転移

＝ガンの悪化」といういまのとらえ方を見直さなければいけません。転移が起こるということは、ガンが治るサインなのです。ですから、転移が起こったときほど、希望をもって、先ほどの四カ条を実行していただきたいのです。

福田稔医師の研究で、リンパ球が上がりはじめたとき転移を起こしやすいということがはっきりしました。つまり転移というのは、どんどんガンが悪化するというよりも、原発巣がリンパ球によって攻撃されて悲鳴をあげ、生き延びるためにちらばっている状態なのです。じっさい、私たちのグループでは、転移が起こったガンが自然退縮して治るということを何十例も経験しました。転移は怖くありません。ガンが治るサインです。

いままでの考え方だと、転移が起こるとすっかり絶望してしまいました。だから、身体が交感神経緊張状態になってしまい、ガンを悪化させてしまっていました。これでは、せっかくのチャンスを無駄にして、自分からガンを増やしているようなものです。転移したときは、リンパ球の数を調べてみてください。リンパ球が上がって転移が起こっていれば、身体が治癒力を発揮してガンをたたいている最中です。免疫力が上がってガンが痛めつけられたとき、一時的に腫瘍マーカーが上昇するという現象が起こることも知っておくとよいでしょう。そうすれば、腫瘍マーカーの数値の上下にストレスを感じることもありません。希望と自信をもって、四カ条にとりくんでください。

老人のガンこそ、ゆっくりと治そう

ガンの特徴として昔からよく知られていることですが、老人のガンはたいへん進行が遅いものです。ガンの種類を問わず、白血病でも進行がゆっくりです。ガンが発見されても、慢性的な経過をとる病状が多く、とくに治療もしないまま、ガンをもったままで天寿を全うできることもよくあります。これはなぜでしょうか。ガンというのは、再生する細胞です。老人は身体の細胞組織の再生がひじょうにゆるやかになっていますから、ガン細胞の再生もゆるやかです。さらに、第五章でも述べますが、老人の免疫は、古い免疫、つまり、自己の内部異常を監視しているリンパ球が多い状態になっていますから、そのおかげでガンもなかなか大きくなれないのです。ですから、年をとってガンが見つかっても、身体を痛めつけるような治療はしないほうがいいでしょう。むしろ入浴したり、散歩したりして副交感神経を高め、血行をよくすれば、古いリンパ球が働いて、ガンが進行しませんし、あるいは、うまくいけばガンが消滅させられるというようなケースもあり得ます。

逆に、高齢になると、体力を激烈に奪われるような状況におちいると、抵抗力が弱いため危険です。となると、抗ガン剤や手術のように、身体に強い負担をかける治療はおすすめできません。七十歳、八十歳、九十歳でガンが見つかったら、そういった負担の多い治療は避けて、ガンの自然退縮をゆっくりと促すような生活をするのがいちばんだと思います。

ガン検診のパラドックス

ガンを早期に見つけるという目的から見れば、ガン検診は悪いものではありません。しかし、現在、これほどガンという病気が怖れられている状態では、私はガン検診を受けることで被るデメリットもひじょうに大きいと考えています。私はガン検診のいちばんの問題は、不必要な人々にまで恐怖を与えてしまうことだと考えます。ガン検診というのは、精密検査が必要かどうかを判定するための検査なので、ほんの少しでも疑いのあるケースはクロにしてしまいます。つまり、必要以上にたくさんひっかけるのです。ほんとうにガンにかかっている人数に比べると、だいたい十〜二十倍、あるいはそれ以上の人たちをひっかけて、そこから精密検査を行って数をしぼっていくわけです。すると、結果的には、ガン検診でひっかかった人のなかでほんとうにガンだったという人は、二十人に一人とか、四十人に一人なのです。

ところが、検診でひっかかれば、ほんとうはガンでない人たちも、精密検査の結果がでるまでの間、ものすごいストレスをかかえてしまいます。「ガンの疑い、要精査」というハンコが押された通知が届けば、たいていの人は目の前が真っ暗になります。私も自分が経験者だからわかるのです。あの通知を見たときの衝撃は、とてつもないものです。もうほとんどご飯がのどを通らないほど動揺してしまいます。しかも、検診の結果通知から精密検査まで、だいたい三週間から一カ月あります。その間、自分は、自分の家族はこれからどうなってしまうんだろう、と悩み続けます。これはすごいストレスです。このストレスだけでも、交感神経緊張状態を起こして発ガンしたっておかしくないくらいのストレスです。ところが、結局はほとんどの人がガンではないと判定されるわけです。となると、ほんとうはガンにかかっていない人たちに、とてつもないリスクを与えているも同然です。

じっさい、このストレスでガン検診を受けている人々の発ガン率が高くなっていることが推測されます。というのも、もしガン検診がガンを減らすのに有効であれば、ガン検診を長年実施している地域のほうが、発ガン率が低くなってもおかしくないはずです。ところが、ガン検診をやっている地域がガンが少なくなるということがありません。むしろ、ガン検診を行っている集団のほうが行っていない集団よりも発ガン率が高いという論文が、なかなか雑誌には発表はされませんが、じつはいくつも提出されています。

こう考えてみると、ガン検診の現在のありかたが、ガンを克服する四カ条の第二条、

「ガンの恐怖から逃れる」に反しています。いまの段階では、人々はガンに対してものすごく怖いものというイメージをもっています。だから、ガンかもしれない、という恐怖に数週間にわたってさらされかねないガン検診こそ、発ガンを促すリスクの大きいものといえるでしょう。もちろん、「ガンの疑い」といわれても平然としていられるような人だったら受けてもかまわないと思います。でも、いまのところは、そういう人はなかなかいないのではないでしょうか。

早期発見、そしてリンパ球に注目した治療を

ガン検診は、不必要な人にまでとんでもないストレスを与えてしまうという意味で、たしかに矛盾をかかえています。しかし、ガンはやはり、はやく見つけて治療したほうがいいのは事実です。ガンの進行とともに顆粒球増多・リンパ球減少のパターンは強くなって、治療が難しく長くなっていくからです。何か自分で疑いを感じている場合は、積極的に検査を受けたほうがいいでしょう。

ガンが見つかったら、まずリンパ球の増減を把握してください。早期ガンの人はまだそれほどリンパ球は減っていません。ところが、ガンが進行するとどんどん減ってきます。だから、きちんとリンパ球の増減で、ガンを治す力がどのくらいあるのかが見えてきます。

と把握しておく必要があるのです。

放射線治療や抗ガン剤治療を行っている先生たちは、リンパ球を調べていない場合が多いです。免疫力がガクッとおちているのをはっきりと知るのが怖いのかもしれません。自分が行っている治療が免疫を強く抑制するという事実を目のあたりにすれば、やはり心が揺らぐでしょうから、良心の呵責を感じる部分もあるのではないでしょうか。

免疫をたたいてしまう抗ガン剤や手術などの治療を受けたのちに、私たちの仲間の先生のところにやってきた患者さんたちは、ほとんどの場合、リンパ球の増減を知らされていません。「先生にリンパ球のデータはもらっていましたか？」とききくと、まずもらっていません。この点はぜひ改善しなくてはいけません。ガンの治療にとりくんでいるときは、リンパ球の増減はきちんと確認するようにしてください。

理論派に効く、リンパ球移入療法

ガンと戦うリンパ球を増やすことを目的として行われる治療に、リンパ球移入療法というものがあります。他人のリンパ球は拒絶反応が起こるので使えませんから、自分のリンパ球をとりだして、試験管で増殖して、再び体内にもどすのです。抗ガン剤や放射線などのリンパ球をたたく治療をやめてとりくめば、効果が得られるケースが多いようです。一方、抗ガン剤を服用しながらとりいれている施設では、まったく治癒率が上がっていません。というのも、試験管で培養されるリンパ球はとても弱いので、抗ガン剤治療を同時に行えば、すぐに抑えこまれてしまうからです。そうしたことを考えると、やはり、試験管でわざわざリンパ球を培養するより、自分の体内のリンパ球を活性化させるほうが強い免疫力を得られます。

自分のリンパ球を培養して体内にもどし、リンパ球を増やそうという試みが一見、論理的であるせいか、おもしろいことに、インテリな患者さんほど、この療法で効果が上がるような印象を受けています。しかし、なによりも大きな効果をつくるのは、二週間というリンパ球の培養期間の間わくわくしながら待っている気持ちでしょう。そのポジティブな感覚が、免疫力を活性化しているのではないでしょうか。

発ガンを促す生き方を変える

私の仲間の医師たちの診察を受けているガンの患者さんたちの話をくわしく聞くと、やはり血流が途絶えるような生き方をして発ガンしていることが強く感じられます。たとえば、ある患者さんの場合は、毎日毎日夜更かしして仕事をしていたのですが、遅くまで起きていると頭が痛くなるので、頭痛薬をのんで治していました。そういうことを十年ぐらい続けた後に脳腫瘍が見つかりました。心配事があると「胸がふさぐ」といいますが、肺ガンや乳ガンの患者さんは、大きな悩み事や心配事をかかえている人が多いのです。それから、偉い社長さんが御馳走を食べて運動しないと、お腹のまわりに肉、脂肪がたくさんついてきますが、その果てに前立腺ガンとか、膀胱ガンが見つかったりします。卵巣ガンや子宮ガンの患者さんは、しょっちゅうおなかが痛いといって痛み止めをのんでいたといっていました。

慣用表現というのは真実をついていて、「悲しみで胸がふさぐ」というような状況にあると、そこの血流がふさがれて血流障害がでています。そして、その血流障害を治そうとして血流がおしかけるときに痛みがでている。それを痛み止めで常に止めていたりするから、発ガンのサイクルへとはまってしまうのです。それに、胸がふさいでいる人は、いつもうなだれて、呼吸が浅くなっています。うなだれると胸郭を圧迫するから血流障害が起こります。呼吸が浅いと肺のまわりに血流障害が起こります。血流障害がくると、やはり弱い場所からダメージを受けます。すると顆粒球増多が起こって、発ガンが促されるのです。

こうした発ガンを起こさないために、そしてガンが起こってしまった人にも、できることがあります。血流障害が起こっている場所の血流をよくすることです。肺ガンだったら胸を大きく広げて深呼吸します。すると、たっぷり酸素が入って血流がおしかけます。脳腫瘍だったら首の体操をしましょう。さすがに頭の中は体操できませんが、首の体操をすると脳の血流を増やすことができます。ほかには、口を開ける運動もおすすめです。首を動かすと必ずまきぞえの反応で頭全体の血流が上がります。ガンが見つかってしまったら、発ガンした場所に血流が増えるような体操をするべきだと思います。

リンパ球が多すぎてガンになることもある

ここまで、顆粒球増多で発ガンするメカニズムを中心に説明してきました。だいたいガン患者の七割は顆粒球増多リンパ球減少のパターンです。ところが、患者の二、三割ですが、リンパ球が多すぎて発ガンしている人もいます。これはどういうことでしょうか？ リンパ球が多すぎるということは、副交感神経過剰優位です。ということは、運動不足で肥満のケースです。副交感神経反応で使われるアセチルコリンやプロスタグランジンは、血管拡張因子です。過剰にリラックスしすぎて、血管が開きすぎて血流障害がきて、その結果発ガンするわけです。血管が開きすぎて、血流が滞る場合もあるのです。そして、この場合は、むくみを伴う傾向にあります。

しかし、私たちのグループの臨床の医師たちの経験によれば、リンパ球過剰のガン患者さんの場合は、ガンがたいへん治りやすいものです。そもそもリンパ球が多いから、針治療や漢方でリンパ球を正常値にもどしてやれば、戦う力はもっているので、すばやく治癒に向かいます。ただ、この場合も、生活パターンは見直さなければいけません。楽をしすぎてもガンになるのです。それまでの生活パターンが発ガンを招いたわけですから、ガンを治し、ガンを二度と再発させないためには、メリハリのある生活を送らなければいけません。

消えた幻のガン治療薬の効果とは？

新聞には、毎日のようにガンを治す民間療法の広告や記事がでています。おそらく、それだけ西洋医学の医療で効果が上がらないと感じている人が多いのだと思います。私は、民間療法に関しては、まずなによりも、その療法を信じてとりくむという患者の前向きな態度が、治癒力回復を促しているのではないか、と思っています。さらに、いま注目を集めている民間療法は、たいていどれも免疫活性を促しますから悪いものではありません。

たとえば、昔からラジウム温泉が効くといいますが、この場合は、微量の放射線を浴びることにより、細胞が壊され、それが刺激になって代謝が高まり病気が治るという経過をたどっていると考えられます。そう考えると、放射線治療なども、そのくらいの微量で免疫活性化させるつもりで行えば、効果も違った現れ方があるのではないかと思います。

じつは、いまから二十年前に、抗ガン剤とまったく異なるガンの薬がいくつも製品化されました。バイオロジカル・レスポンス・モディファイヤ（BRM）といわれる薬群です。BCGワクチンや丸山ワクチンもこの類です。たとえばOK432、レンチナンなども、ガンに効くといわれて、認可を受けました。OK432は丹毒をつくる黄色ブドウ球菌製剤、レンチナンは霊芝成分で、どれもガンを縮小した歴史をもった物質ばかりでしたが、やがて、効果がないといわれ、医療の現場からほとんどが消えていってしまいました。私は、これらを抗ガン剤といっしょに使っていたのが、問題だったのだと思います。もし抗ガン剤を使わないでこれらの薬を服用していれば、必ず大きな成果がでたはずです。ところが、抗ガン剤を使った人で治験をしてしまったわけです。だから、プラスのデータがとれなかったのです。どれも抗ガン剤といっしょに使ってしまったために、いい結果が得られませんでした。結局、これらの薬も、一時期は、五十億〜百億円の年間売り上げがあったのに、医療の現場から消えていってしまいました。残念なことです。

また、最近は、アガリクスや、メシマコブ、サルノコシカケ、プロポリスがさかんに使われています。これらを服用して治ったという患者さんは、手遅れといわれたり、あるいは体力ががくっと落ちて、さすがにもう抗ガン剤はやっていられない、とやめた後で使用している人が多いからでしょう。アガリクス、メシマコブ、サルノコシカケはキノコ類ですが、これらは少し多めにとるとすぐ下痢が起こります。不消化多糖（ベータグルカン）ですから、消化管を刺激して、蠕動《ぜんどう》運動を促し、さらには勢いあまって下痢が起こるわけです。消化管の働きの極限は下痢です。だからすごくリンパ球が上がっているのです。

こう振り返ってみると、民間療法でも、自分が治ると信じられるものに自己責任でとりくむことは、免疫活性につながります。抗ガン剤といっしょに使ったりしなければ、よい効果を得られるのではないでしょうか。

ガン治療中の注意

ガンを治すための四カ条を患者に実践するよう指導している仲間の医師たちの経験談を紹介します。この話は、福田稔医師、川田信昭医師のほか、比較的最近仲間に加わった長崎県長崎市の田島圭輔医師、京都府宇治市の池田朗彦医師らとの研究会でよくでた話です。いずれの先生も、副交感神経刺激法として、自律神経免疫療法をとりいれています。

まず第一にいえることとして、患者さん自身が四カ条にとりくむのだという強い意志が何よりも大切だということです。医師に頼りきり、まかせっきりでは、効果は最大にはなりません。

第二に、ガンの検査を頻繁に受けすぎない、ということが重要です。そもそも、免疫能が下がってガンになったのですから、免疫能が上昇してこないと治癒に向かいませんが、免疫能が上昇してくるまでには最低でも一、二カ月はかかります。さらに、ガンが退縮するにはそれ以上の時間がかかります。ですから、初めの三、四カ月は、検査を受けても思うような数字の上昇は期待できません。はじめのうちは、とにかく治療だけに専念するほうがよいのです。

とくに、ガンマーカーは、独特の動きをするので、判断に注意が必要です。というのも、じつは、ガンマーカーの上昇は、ガンが大きくなったときだけの指標とはいえないからです。四カ条を実践してしばらくして免疫能が上昇し、ガン細胞が破壊されはじめたときにも、ガンマーカーは上昇するのです。ですから、四カ条をきちんと実践しているのなら、ガンマーカー、腫瘍マーカーに一喜一憂することはないのです。

また、X線写真、CTやMRIの画像に一喜一憂する必要もありません。免疫能があがると、ガンの直径が拡大していても、じつはその中心部が壊死をはじめている場合が多いからです。また、転移も心配することはありません。転移が起こり、そのあとでガンが消滅することがあるからです。この現象を、私たちの仲間の医師たちは何度も経験しています。

検査の結果よりも大切なこと、それは、自覚症状が改善しているかどうかということです。食事がおいしくなったり、身体の冷えがなくなったり、顔色がよくなったり、疲れがでにくくなったり、便秘が改善されたりするということこそ、大切な治癒の目安です。とくに、抗ガン剤や放射線治療を離脱した人は、こうした自覚症状をきちんと自分で感じとることが大切です。検査結果がすぐに改善しなくても、こうした自覚症状の改善が続いていれば、いずれはよい結果がでてくるからです。

第三章　薬に頼らずアトピーを治す

アレルギー疾患、とくに子どもに多いのがアトピー性皮膚炎と気管支喘息です。どちらもこの二十年の間にたいへんな勢いで増えています。たとえば、最近発表された国立成育医療センター研究所の調査によれば、一九七〇年代生まれの若者の九割がダニやスギ花粉でアレルギーを起こしやすい体質をもっているといいます。一九五〇～六〇年代生まれでは四、五割ですから、いかにアレルギー体質が増えてきているかがわかります。

アトピー性皮膚炎の患者数も、過去数十年、増加の一途をたどっています。厚生労働省の調査によれば、三十九万九千人（平成十一年十月）に至っています。年齢別では、乳児全体の一五～二〇％、学童の六～一〇％、青年の二～四％の患者がいるとされていて、さらに、近年の傾向として、社会生活に支障をきたすような重症・難治患者がいちじるしく増加しているのが特徴です。

しかし、これほどアレルギー疾患が激増しているのに、いまだにアレルギーの根本的な原因は不明だ、といわれています。アレルギー疾患になる謎、治す方法がいまだにはっきりとしていません。これだけ現代医学が発達してきたのに、おかしなことではないでしょうか。

第五章でくわしく解説しますが、私の免疫学の基本である、交感神経優位＝顆粒球増多と副交感神経優位＝リンパ球増多の理論からみれば、アトピーを含めたアレルギー疾患が副交感神経過剰優位によって引き起こされていることがわかります。前章で、ガンは免疫抑制の極限で起こっている病気であることを述べましたが、アトピーはちょうど正反対の状態、つまり、免疫亢進の極限で起こっているのです。免疫抑制で起こるガンの場合は、顆粒球が増えてリンパ球が減るというパターンですが、アトピーの場合は反対に、顆粒球が減ってリンパ球が増えます。つまり、アトピーの場合は、副交感神経優位の持続状態が背景にあるのです。

近年これだけアレルギーが増えているということは、遺伝的な素因以外になにか大きな要因が、子どもたちに影響を与えていると考えられます。それはやはり副交感神経優位でリンパ球が過剰になる生き方に子どもたちの体調がなっているということでしょう。環境が豊かになり、子どもがたいへん大事に育てられるようになりました。日本が貧しかった時代には、子どもはたいてい働き手のひとりでしたから、雑用をこなしたり、農作業の手伝いをしていましたが、いまでは子どもたちが仕事にかりだされるということがなくなってしまいました。しかし少子化のせいで、ひとりひとりの子どもに至れり尽くせり手をかけるから過保護になりやすいのです。ものすごく大切に育てられているわけです。昔に比べれば、赤ちゃんのときから過保護です。赤ちゃんは泣くものですが、泣くと交感神経が強い緊張状態になります。昔は赤ちゃんが泣こうが、すぐにはあやさなかったものです。

ところが、いまでは、ちょっと泣いたら、すぐあやす。あやされればリラックスします。物心つく前から抱っこ・おんぶでなだめあやすので、赤ちゃんを泣かせる状況が激減しました。これで、もう乳飲み子のときから副交感神経優位がはじまっているわけです。

さらに、豊かになったおかげで、数十年前に比べれば、食事の内容が飛躍的によくなりました。これも、副交感神経優位を招きます。また、とくに都会の子どもたちに深刻なのですが、子どもが外で遊ばなくなりました。外で遊んで身体を動かすことは、交感神経を緊張させるよい機会だったのですが、それがなくなってしまったのです。昔は小学生くらいまではみんな、外で日が暮れるまで遊んだものですが、それがいまはほとんどないわけです。遊ぶといっても、家の中でマンガを読んだりテレビゲームをしたり。これでは、交感神経と副交感神経のメリハリがつきません。外で遊ぶことには、紫外線を浴びるというメリットもあります。紫外線を浴びると、人間の身体は疲れます。紫外線を浴びることも、交感神経を活性化します。昼間に外で存分に遊んでいれば、夜は疲れているから、ぐっすり眠れます。そういうメリハリが、いまの子どもの生活にはたいへん少なくなってしまいました。

それから、意外に思われるかもしれませんが、炭酸飲料をたくさん飲むことも、副交感神経を優位にします。炭酸ガスは身体をリラックスさせるのです。炭酸飲料もそうだし、排気ガスもそうです。酸素がなくて炭酸ガスがある状態では人間は死んでしまいますが、酸素があって炭酸ガスがある状態では、人間はどんどんリラックスします。たとえば、換気の悪い部屋で大人数で仕事するとひどく眠くなるのは、人の息で炭酸ガス濃度が上がるからです。換気の悪い部屋でストーブを燃やしていると眠くなるのも同じです。それから、コーラでもサイダーでもビールなどの炭酸飲料は、一服するとき、休むときに飲みたくなるでしょう。

炭酸ガスというのは、体液にとけたときに、酸素を奪って炭酸になる性質があります。くわしくは第五章で述べますが、酸素ストレスとよぶのですが、酸素を消費することは生体が興奮することなのです。その逆で、生体から酸素が奪われるとリラックスします。だから、炭酸ガスがたくさんあるところで暮らせば、生体から酸素が奪われる機会が多くなって、リラックス＝副交感神経優位になります。大都会に行くと、あきれるくらいにたくさん自動車が走っています。そういう環境のなかで生活したら、もう炭酸ガスだらけですから、当然、副交感神経優位になります。

こうした複数の原因がのしかかってきて、子どもたちの身体が副交感神経優位になってしまい、その結果、アレルギーが増えていると考えられます。根本的な原因は、子どもたちが生活している環境全体のなかにあるのです。すると、治し方も、ガンと同じで対症療法以外のとりくみが必要であることがわかってきます。むしろ対症療法はマイナスになる危険性もあります。

なぜなら、アレルギーの症状というのは、そもそも抗原や異物を排泄しようとするために起こっているからです。たとえばアトピー性皮膚炎などは、抗原が入ってきた部分に血流を増やして、その場所の抗原を稀釈してしまおうという反応です。また、気管支喘息は、急速な勢いで気管を閉じて抗原を入れないようにしよう、だから、強い息で吐きだそう、という反応です。つまり、どちらも症状自体は不快だけれど、より大きな視点で見れば、抗原の侵入に対する治癒反応なのです。だからそれを抑えてしまっては、問題の解決にはけっしてなりません。対症療法はほんとうの治癒に結びつかないのです。

それでは、どうしたらほんとうの治癒になるのでしょうか？ それは、副交感神経の過剰優位を直すことです。つまり、交感神経を刺激するような生き方に、子どもたちの生活をもどすことです。単純にいえば、子どもらしい生き方をとりもどすことです。

まず、保育所・幼稚園、小学校の段階では、外で身体を動かす機会をもっと増やすべきです。校庭や野原で遊び、身体を使って紫外線を浴びましょう。もちろん日焼け大会で優勝するほど紫外線を浴びる必要はないし、南半球のように、皮膚ガンを起こすほど紫外線の強いところでは、やはり紫外線対策は必要です。しかし、交感神経を刺激するという意味では、ある程度は紫外線を浴びて身体を刺激することが大切です。

じっさい、リンパ球が多い子どもというのは、色白です。色白だと刺激に対してとても過敏になります。ちょっとした虫さされでも腫れあがるような過敏な子どもは色白な子が多いのです。逆に、色が黒い子というのは、虫さされくらいではなかなか腫れません。色の白さとリンパ球の多さはかなり比例しているのです。逆に色が黒いと顆粒球が多いのです。これは、顆粒球の活性酸素が皮膚の色素沈着を進めるからです。やはり、身体を鍛えたり、紫外線を浴びるような生活を送っていると、顆粒球が増えて、リンパ球の過剰増加が起こりません。だから、多少の刺激でひどく反応したりしないという体調になります。

人間の子どもは、生まれた直後は、肺呼吸の酸素ストレスで顆粒球が即座に増加しますが、それは四、五日でおさまって、そのあと四歳までは圧倒的にリンパ球が多い体質が続きます。リンパ球が多すぎてリラックス過剰になりそうに思えますが、一歳から四歳までというのは、とてつもない勢いで成長し続ける時期なので、その成長のエネルギーと相殺されてバランスがとれています。四歳からだいたい十五歳まではリンパ球と顆粒球の割合がほぼ接近します。リンパ球が五〇%台ということは、リンパ球過剰体質になります。そして、だいたい十五から二十歳ぐらいで逆転して、顆粒球六〇%、リンパ球三五%の成人型になっていきます。つまり、十五歳ぐらいまでは、リンパ球が多いこと自体は悪くないのです。しかし、過保護、運動不足、肥満などあまりにもリンパ球が多くなるとアレルギーの発症に結びついてしまうのです。

五歳の娘が刺絡療法でアトピー性皮膚炎を克服（母親による手記）

私の娘は、生後三カ月でアトピー性皮膚炎を発症しました。まずはじめに、口のまわりの皮膚がただれはじめました。小児科で相談したのですが、乳児によくある湿疹だろう、と片づけられてしまいました。しかし、五カ月過ぎになると、さらに症状はひどくなり、娘は口のまわりをかき壊して、そこから透明な液体が流れてきます。総合病院につれていくとアトピー性皮膚炎と診断され、ステロイド軟膏を朝と晩にぬるように指示されました。軟膏をぬると、すぐに炎症は治りました。

しかし、ふとしたことから、私はステロイド剤というものに、たいへんな恐怖を抱きはじめました。ある日、娘を連れてデパートに行きました。室内は汗ばむほどに暖かく、娘の顔もピンク色に上気しています。ところが、口のまわりだけがなぜか、真っ白で血の気がありません。そこは、まぎれもなく、毎日ステロイド剤をぬっている場所でした。まるで蠟人形の肌のようで、血が通っていないかのようでした。その日以来、ステロイドに対する抵抗感が芽ばえ、私はなるべく使わないように心がけました。ふだんは、非ステロイド剤のクリームを使い、二歳をすぎたころには漢方薬の服用もはじめて、よっぽど症状がひどいとき以外は、ステロイドは極力使わないようにしていました。

しかし、娘が四歳になり、幼稚園のプールに入るようになると、アトピーが悪化しはじめました。全身に湿疹が広がり、プールをやめても、ステロイドをぬっても、肌の状態がもどりません。とてもかゆいようで、娘は夜もよく眠れず、そのせいで、昼間はぼんやりとだるそうにしています。子どもらしさをすっかり失っていました。

そんなとき、たまたま私は健康雑誌の記事で、福田稔先生の治療を知りました。薬を使わない、という点が、私の希望に叶っています。四歳の娘でも針の治療は受けられるのだろうか、と不安を感じつつも、私は娘を連れて、福田先生の元を訪ねました。

福田先生は、両手足の指と頭頂部に針をさしながら、娘の足をさすり「こんなに足が冷えてちゃ、つらいよな。もうすぐあったかくなるからな」とおっしゃいました。ステロイドの副作用で身体の血流が滞っていたのです。娘は初回の治療のときこそ、針が怖くて痛くて泣きましたが、治療が終わるとかゆみがすうっとおさまることを覚えると、二回めからはすすんで治療を受けたがるようになりました。それから週に二回の通院を続けました。

治療をはじめた最初の二週間は、ステロイド離脱のリバウンドにみまわれました。全身が腫れ、ただれ、傷口から黄色い液体が流れでました。液体が止まると、身体中の皮膚がぽろぽろとむけはじめました。私は見ていて娘がかわいそうでしかたがありませんでした。

ところが、このリバウンドが終わると、娘が子どもらしさをとりもどしはじめました。まず食欲が旺盛になりました。そして、積極的にお友達と遊びたがるようになったのです。さらに、治療を続けるとともに、体力・抵抗力も上がっているようで、風邪をひかなくなりました。しょっちゅう肺炎や気管支炎をくりかえしていたのが、一冬まるまる、風邪をひくことなく乗り切ったのです。福田先生によれば、治療をはじめたころは、娘はリンパ球が、年齢のわりに少なかったのですが、治療によって、リンパ球が増えてきて、免疫力が上がっているのだ、ということでした。

娘のアトピー性皮膚炎は、じつは、まだ完全に治ったわけではありません。ときどき、夜にかゆみの発作を起こすことがあります。しかし、以前のように、黄色い液体が出るほど皮膚炎が悪化することはありません。かいても赤く血がにじむだけです。また、冷え性も治りました。以前の娘は、まだ幼児なのに手足がいつも冷たくて、寝つきの悪い子どもでした。いまでは、手足が冷たくて寝つけない、ということはありません。

またリバウンドはあるかもしれませんが、私たち母娘はもうステロイドを使うことは二度とありません。娘はすっかり子どもらしい生活をとりもどしました。免疫力を上げる刺絡療法で手に入れたこの幸福を手放したくないのです。

現代生活の有害物質がアレルギーを引き起こす

アレルギー反応は、有害物質に対しても起こります。ですから乳幼児のアトピーは、塩素、残留農薬、排気ガスの微粒子を排泄するために起こっている場合もあります。たとえば、水道水にも大きな問題があることもあります。塩素の濃い水道水のお風呂も問題ですし、プールになると、殺菌のためにさらに塩素を加えています。こうしたものはアレルギーの原因になります。野菜や果物の残留農薬も、やはりアレルギーの原因になります。

それから、炭酸ガスが酸素を奪って、リラックスの副交感神経の体調にすると述べましたが、炭酸ガスのほかにも、酸素を奪う物質はあります。その代表が金属です。金属は錆びる力で酸素を奪います。だから、ありとあらゆる金属はアレルギーを引き起こす可能性をもっています。それが金属アレルギーです。アルミニウム中毒、鉛中毒、水銀中毒、このどれもがアレルギー症状の例です。

金属が直接人体にふれる機会でいちばん多いのは、歯の治療です。歯のつめものに使われるアマルガム（合金）は微量の水銀を使っていて、少しずつ溶けだすので、リンパ球過剰の人はこれがきっかけになってアレルギーを起こすこともよくあります。だから、最近ではアマルガムをあまり使わない傾向にあるようです。それから、歯にかぶせるのにも、金属を使います。これもアレルギーを起こす刺激になることがあります。しかし、私の経験では、歯科医師にはアレルギーに関する意識が高い人が多いようです。問題があるといえば、積極的に治療材料をとりかえてくれる医師もたくさんいますから、原因不明のアレルギーがでたときは、歯のつめもの・かぶせものがアレルゲン（アレルギーの原因物質）になっていないかどうかを確かめたほうがよいでしょう。

シックハウス症候群のメカニズム

そもそも子どもたちの生き方が副交感神経過剰優位からアレルギー体質を招いている上に、さらに刺激物が昔に比べて増えているのですから、アレルギーがますます発症しやすくなっています。たとえば、現代の住環境もアレルギーを起こしやすい素地をつくっています。いまの住宅は気密性が高いので、換気が悪くて炭酸ガスがたまりやすく、アレルゲンとなる埃もたまりやすくできています。カーペットも畳に比べると埃をだしやすく、ためこみやすいものです。現代住宅は気密性が高いので、住宅建材に含まれている有害物質も充満しがちです。これがシックハウス症候群を起こします。換気が悪いと有機溶剤が部屋の中にたまって、これもアレルギーの引き金になるのです。有機溶剤は建材の接着剤に使われていますが、揮発性だから、空気中に漂います。有機物質ですから、化学的にいえば、ベンゼン環をもっています。つまり、大気に溶けて呼吸で吸いこまれたとき体内の酸素を奪うのです。だから、身体のほうは、排泄しようとして、ある意味では合目的な適応として、アレルギーを起こします。となれば、家をつくる上でそういう有害物質を使わないようにすることも、考えていかなければいけません。はじめて有機溶剤が使われだしたころには、日本人も、「ああ、これが新築の匂いだ」と思って喜んでいたものですが、そんな無邪気なことをいっていられる時代は終わりました。

難治アトピーは対症療法がもたらす

生き方がリンパ球過剰になっているだけではなく、排泄すべき抗原や毒物もあふれている状況が重なって、現代人はアレルギーを起こしやすくなっています。だから、この根本的な問題を解決しないと、対症療法をいくらやっても追いつきません。アレルギー反応自体はむしろ、害のあるものを排泄しなくては、と身体が必要にかられて起こしている反応です。対症療法薬はそれを化学的に止めているのですから、薬が少しでも切れると、蓄積されてしまった有害物が噴出して、前よりももっとひどい症状が現れてしまいます。こうなると、がまんができないほどの激しい症状になって、それを止めるのにさらに対症療法をせざるを得なくなり、どんどん泥沼にはまっていって、対症療法から脱却できなくなります。どこかでこの悪循環は止めなくてはいけません。つまり、原因から根本的に理解することがひじょうに大切なのです。

対症療法は何もかもいけない、といっているわけではありません。ただ、対症療法ばかりをひたすら続けていくことには危険があるということを、本人あるいは両親が知って、ある程度対症療法をやってもよくならないようだったら、そこから脱却する方向性を考えるべきだという、それくらいの理解はもっていないといけません。対症療法も短期間だったら、依存症を起こしたりはしませんから、そんなに害にはなりませんが、何年も続けていくと病気から脱却できなくなります。そのことをしっかりと頭にいれておいてほしいのです。

子どもがアトピーになると、どうして自分の子どもがこんな病気になったのだろう、と悲嘆にくれてしまうお母さんがいます。子どもがひどい湿疹で苦しんでいるさまを目のあたりにする母親の苦しい気持ちはよくわかります。でも、じつは、悲観しなくてもいい面もあるのです。アトピーになるというのは、リンパ球が多いということです。リンパ球が多いということは、じつは長生き体質なのです。昔からいわれていることですが、子どものころしょっちゅう風邪をひいたり、寝込んだりしたような人に限って、長生きします。だから、リンパ球が多くてアトピーになるというのは、将来すごく楽しみなことでもあるのです。ちゃんと身体を鍛えて、リンパ球過剰を治して対処すれば、嘆かわしい体質ではないのです。

ステロイドはアトピーを治さない

現在、アトピー性皮膚炎には、さまざまな対症療法が行われています。たとえば抗ヒスタミン剤、抗セロトニン剤、抗ロイコトリエン剤、消炎鎮痛剤、ステロイドホルモンなど、いろいろな薬が処方されていますが、これらはどれも対症療法で、じつは、アトピー性皮膚炎という病気を根本からきちんと治すものではありません。そのことは、ちゃんと知っていただきたいと思います。とくにステロイドは過酸化脂質として組織に沈着します。酸化物ですから顆粒球をよびこんで炎症をつくります。短い期間なら使ってもよいのですが、半年、一年と長期にわたって使用すると、酸化沈着物による炎症が慢性化します。すると、その治療のためにさらにステロイドの量を増やさなければならない、という形で、悪循環にはまっていきます。ですから、ステロイドを数カ月使っても治らない場合は、すぐ見直さないといけません。

残念ながら、医療の現場では、生活全体を指導するのは手間もかかるしたいへんなので、ついつい対症療法でその場をしのぐというような治療に走りがちな現状です。ということは、患者のほうが賢くなって、自分がほんとうに治るための治療を受けているのか、それとも、対症療法で一時的に炎症を止めているにすぎないのか、その区別ぐらいはつけられるようにしておくべきです。そうでないと、自分の身が守れません。たとえばアトピー性皮膚炎はどんどん低年齢化しています。塩素がもとでアトピーを起こしている赤ちゃんもたくさんいます。体表に付着した塩素を排出しようとして、身体じゅう真っ赤に腫れあがっています。そういうことがわかっていれば、身体を洗うときに、少なくとも最後は塩素をとりのぞいた水で肌をすすいであげなければいけないと気づくはずです。それを続ければ、やがて症状がおさまってきます。また、風呂のお湯の塩素は大人が一人先に入っておけば吸着してしまうので、お父さんにさきに入ってもらってから赤ちゃんの風呂に使えばよいのです。ところが、現状で行われている対症療法は、薬で赤みや腫れをとっているだけで、お風呂は相変わらず塩素が入った水でザブザブやっています。これでは、原因がまったくとりのぞかれていません。患者の側がそういう矛盾に気づき、疑問をもって、理解しないと、ゆがんだ治療は変わっていきません。安易に対症療法に頼る医者を責めるだけではなく、自分がどういう治療を受けているのかをきちんと認識できるようになってください。自分ではなんの努力もせず、医者に頼りきって五年も十年もすごした結果、症状がいきつくところまでいって難治になってしまうケースがあります。それでは愚かすぎるし、危険すぎます。

難治アトピー性皮膚炎・ステロイド依存からの離脱（男性・二十五歳）

僕がアトピー性皮膚炎と診断されたのは小学二年生のときでした。身体中がかゆいので、母に連れられて病院に行き、軟膏をもらいました。この薬はよく効いて、かゆみが即座に消え、肌もなめらかになりました。医師には、かゆみが止まらないときにぬりなさい、といわれていました。アトピーのかゆみは、本当にいてもたってもいられないほどかゆくなり、勉強どころか、眠ることもできなくなります。中学生のころには、だいたい週に二、三回の割合で、かゆみがではじめると、薬をぬっていました。

高校生になると、いままで首の下だけだったアトピーが顔にも広がり、かゆみがそれまでの比ではなくなりました。さらに、薬をぬらないでいると、かゆみが痛みに変わり、さらに、かゆみをがまんできなくてかき壊すと、傷口から透明の液がでて、ぐじゆぐじゅの状態になるまでに、悪化します。一方、薬をぬっておけばそういうことにはならないので、僕はこのころになると、予防もかねて毎日薬をぬるようになっていました。

そのころ、僕は自分がステロイド剤を使っているなどとは、思ってもいませんでした。僕はステロイドの副作用をすでに聞いていました。しかし、当時の主治医は、僕の使っている軟膏がステロイド剤だ、とはひとこともいってくれなかったのです。医師がいわないのだから「非ステロイド」だと思って、軽い気持ちで軟膏を常用していました。やがて大学に入学し、親元を離れたので、帰省するたびに薬をいつも多めにだしてもらい、毎日使っていました。

平成七年の初夏、僕はアメリカの大学に留学することになり、正月の帰国までの半年分の薬をもらって旅立ちました。ところが、十一月ごろ、持ち合わせの薬がきれてしまいました。すると、おさまっていたアトピーが暴れだしました。皮膚が乾燥し、ひびわれ、そこから膿のような液体がでて、かゆみと痛みでどうしようもありません。とりわけ、顔はひどい状態でした。ぱんぱんに腫れてしまい、まぶたや唇すら動かせなくなりました。数日たつと、呼吸も苦しくなり、授業にでる以外は、ベッドに寝たきり状態です。これはなんとかしなくては、と大学の診療所にいきました。

そのときはわかりませんでしたが、じつは、この拷問のような苦しみがステロイド剤がきれたときに起こるリバウンドでした。アメリカの医師はステロイド剤を処方しようとしましたが、僕は、自分はステロイドは使っていないと信じていたので、断固拒否し、非ステロイドのかゆみ止めをもらいました。

しかし、僕のリバウンドは、想像以上につらいものでした。非ステロイドのかゆみ止めがまったく効かないので、僕は三日間だけ、ステロイドの内服薬を服用しました。すると、魔法のように皮膚がよみがえり、かゆみも痛みも消え去りました。それでも、僕は、「こんなに効くなんて、それこそ怖い薬だ」と思い至りました。

そこへ、いつもの軟膏が日本から届きました。僕は、非ステロイド剤が届いた、と思い、よろこんでぬりはじめました。ところが、以前のようには、軟膏が効いてくれません。漠然とした不安がよぎりました。「ステロイドの飲み薬で体質がかわったのか？もしかして、いままでの薬も、ステロイドだったのか？」そんな疑問を抱いたまま、僕は年末を迎え、帰国しました。

帰国して、主治医に薬の成分を尋ねると、ステロイドだという返事でした。僕は驚き、やめたいとは思ったものの、大学へもどると勉強がたいへんでしたから、かゆみを止めて集中するためにステロイド軟膏を使わずにはいられませんでした。軟膏さえぬっていれば、皮膚は健康そのものでした。ただ、僕の肌は、とくに日に焼いてもいないのに、こんがりとした小麦色をしていました。

しかし、母は、僕がステロイドのリバウンド症状を起こしたことに、ショックを受けていました。新聞で福田稔先生のアトピー性皮膚炎治療を紹介した記事を目にした母は、僕が年末に帰国すると、すぐさま、僕を福田先生のいる病院へ連れていきました。

「何でこんなになるまでステロイドを使ってたんだ!」福田先生の口調はきびしいものでしたが、同時に、病気をいっしょに治していくんだぞ、という温かい心も感じました。僕は一月中旬にはアメリカにもどる予定でしたから、十二月末から一月上旬にかけて、集中的に九回の治療を受けました。先生は、両手両足の爪の脇、頭頂部、咽頭、額に針を打っていきました。ふつうは出血するそうですが、僕はほとんど血がでませんでした。これは、身体がかなりよくない状態を示しているということでしたが、僕は、内心、こんな単純な治療で治るのだろうか、とも思っていました。ただ、驚くことに、この治療を受けている二週間の間、ステロイドを使わなくても、リバウンドも、かゆみすらでませんでした。

アメリカにもどってしばらくすると、かゆみがはじまりました。福田先生には「ステロイドは使うな」と指示され、かわりに活性炭入りの軟膏をもらっていましたが、どうしても耐えられないときは、すこしステロイドを使っていました。それでも、活性炭入りの軟膏を使っていると、ステロイドを増量しないですみました。

　五月に学校の休みがはじまり帰国するとすぐ福田先生のところにいきました。リンパ球を調べると六％まで落ちていて、「ステロイドを使っていたのだろう」と先生に見破られてしまいました。「このままステロイドを使っていたら、とりかえしがつかなくなる。いますぐ脱却しなければだめだ」と先生は強い口調でおっしゃいました。僕は、自分の身体が本当に危険な状態にあると納得し、ステロイドをその日からやめました。

　数日後、リバウンドがはじまりました。身体中の皮膚が腫れ、乾き、ひびわれ、そこからひどい悪臭のする液体が流れでるようになりました。かゆくて痛くて、さらに目も開けられません。とてつもなくだるくて、毎日ベッドで寝ているしかないのですが、身体からしみでる液体は下着とパジャマを通り抜け、シーツにまでしみこんでいき、ひどい悪臭をまきちらします。福田先生は、「いま、身体の中にたまったステロイドが排出されようとしているんだ。だしきれば必ず治る」とおっしゃいました。毎日、必死の思いで治療に通いましたが、針を打つと数時間の間は腫れがおさまり、目も開けられました。

　リバウンドの最悪の状態が二週間続いた後、やっとベッドから起きあがれるようになりました。ずっと寝たきりでいるのはよくないので、一日に二、三十分ずつウォーキングをしました。

日本での四週間の休暇が終わると、アメリカにもどらねばなりませんでした。福田先生は「もう絶対にステロイドは使うな」とおっしゃいました。その言葉に、先生が僕をステロイドから脱却させようとしている力強くて優しい心を感じました。僕の肌の状態は多少おちつき、目や口は開けられるようになったものの、まだ完全な治癒には至っていませんでした。アメリカまでは十数時間のフライトです。飛行機の中でパニックになってはいけないので、このときだけ少しステロイド軟膏をぬりましたが、これが僕がステロイドを使用した最後のときになりました。

アメリカでは、僕は一人でステロイド離脱にとりくまねばなりません。福田先生は、運動することが何よりもの治療になる、とアドバイスしてくれました。僕はその教えを守って、授業の合間があれば、ウォーキングをしました。最初のうちは、まだ皮膚が板のようにかたくなっていて、身体を思うように動かすことができないので、ほんのすこしずつウォーキングしていました。それでも、歩くと身体が温まって汗をかき、数時間の間皮膚がしめって楽になります。福田先生は、身体を動かすと血流が促進されて、ステロイドが排泄されやすくなるし、リンパ球も上がる、と説明してくれていました。その言葉を信じて、僕は毎日数時間ずつ、いっしょうけんめい歩きました。歩く速度もだんだん上げていきました。

さらに、ステロイドの排泄を促すため、水もたくさん飲みました。ボトル入りの飲料水を買って、毎日六〜八リットル飲むようにしました。食事も気を遣いました。油もの、辛いもの、肉、インスタント食品などは、最初の一カ月はいっさい口にしませんでした。有機野菜を買ってきて、サラダにして食べていました。

二カ月ほどたつと、あきらかにステロイドを脱却しつつあるのがわかってきました。しみでる膿のような液体が減り、かゆみも減りました。それまでは、夜になるとかゆくてなかなかよく眠れなかったのが、だんだん眠れる時間が長くなるようになってきました。皮膚はまだかさついていましたが、腫れはおさまり、やがて、潤いももどってきました。そして一カ月後、九月にはついに、白いふつうの皮膚がもどってきました。そのときになって気づいたのですが、以前の僕は、疲労感・倦怠感を感じやすい体質だと思っていました。それが、そのころになると、長時間勉強してもあまり疲れないほど、体調がよくなっていました。

十一月にもう一度リバウンドがありました。しかしこのリバウンドは、あの臭い液体がでることもなく、かゆみの質も、前と違って、皮膚の内側からでているように感じました。夜になると、皮膚がほてってかゆみが現れ、わけもなく気分がいらいらとしましたが、それでも、前回、前々回のリバウンドに比べれば、ずっと軽いものに思えました。リバウンドは一カ月くらい続きました。

それから五カ月後、僕は久しぶりに帰国しました。すぐに福田先生に会いに行き、自分が体験したリバウンドのことを話すと、「たいへんだったな。あれほどのステロイド依存からよくがんばったな」といってくださいました。母は、色白の肌になった僕を見て、うれし涙を浮かべていました。

その後、幸いにしてリバウンドは起こっていませんが、福田先生からは「まだ終わりではないからな」といわれています。それでも、僕はリバウンドを乗り切る自信があります。ステロイドに依存していたころは、薬がきれると人間としてのふつうの暮らしがまったく崩壊してしまうほどのパニックが訪れました。そして、毎日倦怠感を感じながら生きていました。たしかに、リバウンドは、想像を絶するほどつらいものです。しかし、強い意志と、副交感神経を高め、リンパ球を増やす治療を行えば、いつか脱却できます。とてもつらいけれど、それを乗り越えることができれば、当たり前の生活をとりもどせるし、健康な生活のすばらしさは、地獄のようなつらさを乗り越えるだけの価値があるものです。

ステロイドが成人のアトピーを増やしている

発展途上国の子どもたちは、先進国の子どもたちよりも早い時期に顆粒球とリンパ球の逆転が起こって成人型になっていく傾向があります。やはり重労働や厳しい寒さや暑さにさらされることがストレスになるからです。また、食べ物が十分でない場合も多いですから、自然と交感神経優位の顆粒球型になりやすく、その結果、アレルギー性疾患が少なくてすんでいます。考えてみると、昔の日本の子どもたちもそうでした。アレルギーの子どもはいまと比べればずっと少なかったのです。ところが、近年生活が豊かになって、白血球（顆粒球・リンパ球）のパターンが成人型に逆転する年齢がどんどん上がってきます。たとえばいまの日本、アメリカ、ヨーロッパなど物質的に豊かな国の子どもたちは、十五歳から二十歳になるまで、リンパ球過剰型です。

白血球パターンが成人型に変化するにつれて、アレルギーはだいたい自然治癒に向かいます。とくに努力しなくても自然と治ってしまう人が本来は多かったのです。ところが、幼児期・少年期のアトピーの治療にステロイドを長期間使った場合は、自然治癒が起こらなくなることがよくあります。ステロイドを使うことで、治るチャンスが失われているのです。ステロイドは、コレステロール骨格を持った物質です。これは排泄が困難で組織に

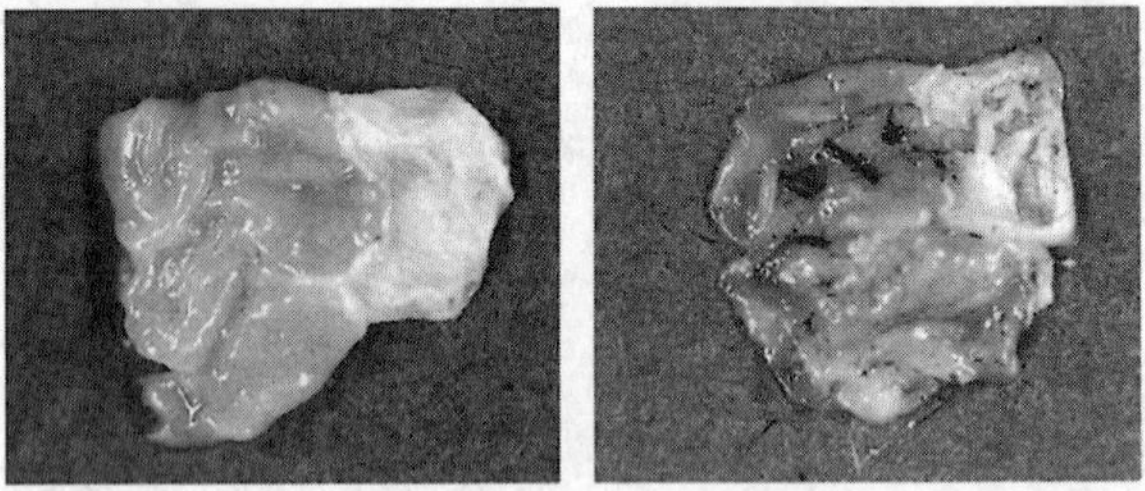

ステロイドをふだんから投与しておいたマウスの胃（右）は、ストレスを与えると容易に組織障害を起こす。正常なマウスは、拘束ストレスを24時間かけないと胃潰瘍が形成されないが、ステロイド（hydrocortisone）を1日あたり0.5mg一週間にわたって投与しておいたマウスの胃は、12時間で潰瘍を形成した。

残りやすい物質です。とくに外用した場合は皮膚に沈着して、新たな酸化コレステロール皮膚炎を起こし、今度は化膿する炎症に変わります。すると、対症療法の医師はその炎症を抑えようと、さらに強いステロイドを使うようになります。そうして、どんどんステロイド依存症になり、ついにはやめようと思ってもやめたときのリバウンドが強すぎて、耐えきれなくて、しかたなくステロイド依存にもどってしまう、そういう悪循環におちいってしまうのです。だからステロイドの使用にはひじょうに注意が必要です。前にも述べましたが、ステロイドを長く使っている人は、多少リバウンドがくるけれど、どこかでやめてしまわないと危険が増すばかりなのです。

ステロイドの危険性については、スポーツ選手のドーピング問題を考えると、すこし身近にとらえられると思います。ある時期、ステロイドはスポーツ選手の筋肉増強剤としてさかんに使われましたが、その結果、身体を壊す選手が続出しました。とくに東ドイツや旧ソ連の社会主義国の選手たちは負けるわけにはいかない立場で戦っていたので、ステロイドの筋肉増強剤をどんどん使いました。そのせいでたいへんな健康被害が起こりました。男性ホルモン、女性ホルモン、ステロイドホルモン、ビタミンDなど、コレステロール骨格をもった物質を身体に入れると、はじめは代謝が促進されます。筋肉は増強されるし、糖代謝が上がって活発になるので体調がよくなるのですが、長期に服用するとコレステロールが沈着して動脈硬化が起きます。つまり、老化が早まるような状態です。オリンピック女子陸上選手だったジョイナーはとうとう命まで落としてしまいました。生理的な濃度以上にコレステロール骨格をもったものを身体に投与するのは、たいへん危険なことです。頑強なスポーツ選手たちですら、破綻をきたすのです。いまではスポーツ界でも服用を禁止されている薬物なのですから、安易に使ってよいはずがないということは、常識でも理解できるのではないでしょうか。

ステロイドは人間の身体の中でもつくられる物質です。自然に体内に存在している分には、問題はありません。しかし、人体に自然に存在しているからといって、いくらでも身体にいれていいわけではありません。どんなものも、度を越してしまえば、問題を起こします。絶対的に身体にいいものなど存在しないということを原則として考えておくべきでしょう。

ステロイドの副作用は精神生活にまで害を及ぼす

ステロイドの副作用について、アトピー性皮膚炎や気管支喘息の患者を治療する先生がたの認識が甘いのは、患者が破綻するまでに時間がかかるせいだと思います。ぬり薬や吸入剤は、内服薬に比べて、破綻するまでに長い時間がかかるため、副作用を軽視しやすいのではないでしょうか。しかし、ステロイドの副作用に関して警鐘を鳴らしているのは、私だけではありません。たとえば、日本眼科学会のホームページの内容を、ここに紹介します。

まず、「眼科専門医による正しい治療法」と題した記事に、「アトピー性皮膚炎などの重いアレルギーに対しては、一般的にステロイド薬が使われることもありますが、ステロイド薬はさまざまな副作用があるため、結膜アレルギーの場合には、症状が悪化した際に、短期間のみ使用します」とあります。まったくその通りだと思います。さらに、ステロイド薬の副作用について、次のようにまとめています。

ステロイド薬の重大な副作用

アレルギーやアトピー性皮膚炎に高い効果のあるステロイド薬は、特に皮膚科などで使われることが多いようです。

しかし、ステロイド薬には以下のような重大な副作用があり、使用にあたっては細心の注意を払う必要があります。

1. 白内障
かつてアレルギーやアトピー性皮膚炎の治療法として、ステロイド薬の全身投与が行われたという説があり、これにより水晶体に濁りが生じ、白内障の悪化を招いた、という説があります。

2. 緑内障
ステロイド薬の投与により、眼圧(眼球の内圧)が高くなる場合があり、放置すると視神経が圧迫され、視野が狭くなります。これを緑内障といい、適切な処置が行われなかった場合、失明に至ることもあります。

3. 成長抑制
ステロイド薬の全身投与により、小児の場合、骨端の成長抑制が起こり、結果として成長抑制をきたすことがあります。

4. その他

ステロイド薬の投与は、身体の免疫力を低下させ、ウイルスや細菌などに感染しやすくなるため、風邪をひきやすい、けがが治りにくいなどといった症状が現れることがあります。また、眼科では関係がありませんが、外用（肌に直接塗る）した場合、ステロイド皮膚症とよばれる皮膚炎を起こすことがあります。

このように、ステロイドには重大な副作用があるのです。また、もう一つ忘れてはならない副作用に、ステロイド精神症があります。ステロイドを外用、吸入、内服していると、生きるための日内リズムが壊され、昼は眠く、夜は眠れない、という症状からはじまって、イライラや不安が出現し、ついには快適な生活から遠のいていきます。

アレルギー疾患対策は社会全体でとりくむべきだ

アレルギー疾患の患者数の上昇はまだ止まっていません。止まるどころか、いまの社会的な状況が続けば、これからもっと増えると思います。農薬の問題や、住宅の接着剤の問題など、社会全体でとりくむべきことがほんとうにたくさんあります。排気ガスもそうです。いままでは窒素酸化物や浮遊粒子状物質（SPM）だけが悪者扱いされてきましたが、ガソリンの燃焼で産生される炭酸ガスもアレルギーの原因として関係しているのがわかったのですから、現代社会のありようの根本から考え直さねばなりません。これはたいへんなことです。炭酸ガスの発生という意味でいえば、火力発電などは、とてつもない量を毎日はきだしているわけです。水力発電、原子力発電、風力発電、太陽電池などの炭酸ガスがでないエネルギー生産を考えなければいけないでしょう。

先日、ロシアを旅行したのですが、田舎の保養所で気管支喘息の子どもたちの治療をしていました。都会を離れてそういう保養所で暮らすと、アトピー性皮膚炎や気管支喘息などのアレルギー疾患が治癒に向かうことはよくあります。それを考えると、いまの日本の治療のあり方というのは、根本的なところにたどりついていません。環境や生活を改善しないまま、対症療法を続けて、その結果副作用に苦しむ人が増えるばかりです。賢い医療とはとてもいえません。ロシアでもやっているのに、日本ではこのごろ転地療法をやりません。アトピーや気管支喘息にかかったら排気ガスを避けるべきですから、日本でも清浄な環境への転地療法は効果が上がるはずです。それを、なんでもお手軽に薬で治そうとしているのが日本の現状です。いま日本で行われているのは表面的な治療にすぎません。

多くの日本人の患者が、安易に薬に頼って破綻をきたす治療を選択してしまっているのは、悲しいことです。ソ連崩壊後、まだ社会的には不安の多いロシアでも転地療法を行っているのに、こんなに豊かな日本が、そんなシンプルなこともできないでいます。山の学校や空気のいい場所に行って排気ガスを避け、身体を鍛えてリンパ球を減らして治していくという、原因からとりくむ治療に、日本人ももっと積極的にとりくむべきでしょう。せめて夏休みだけでも行う必要はあるでしょう。ロシアでは、ほんとうに衝撃を受けました。あちこちに保養所をつくって、アレルギーの治療を行っていましたから。豊かな自然に囲まれて、体操して、心身ともにのびやかに暮らしながら、アレルギーを根本から治しています。日本ではさっぱりそういう医療の話は耳にしません。安易になんでも薬で治そうとしています。おかしな世の中だと思います。

第四章　慢性病の治し方

難病、膠原病の真の原因

治療が長引くこと、難病指定されていることもあって、膠原病は難治の病気として一般の人にもよく知られています。膠原病は自己抗体がでるので、自己免疫疾患とよばれることもあります。症状もさまざまで、病名も五十ほどあります。全身性の膠原病もあれば、局所のある特定の臓器や組織が攻撃の対象になる膠原病もあります。慢性関節リューマチ、SLE、橋本氏病、皮膚硬化症、皮膚筋炎、ベーチェット、シェーグレン、甲状腺機能亢進症、自己免疫性肝炎などなど、膠原病のなかにはさまざまな病気が含まれます。

じつは、膠原病に関しては、いままでの病態把握が完全にまちがっていました。免疫が強すぎて自己を攻撃しているのだ、と把握していたのです。だから免疫抑制剤、ステロイドなど、徹底して免疫を抑制する薬を治療に使ってきました。ところが、私が自己免疫疾患の一つとして膠原病を研究していくと、じっさいには免疫の抑制状態で病気が起こっていたことがはっきりしてきました。病気を把握する考え方がまったく逆だったのです。

膠原病では、自己抗体や、自己応答性T細胞がでています。このことが、謎を解くきっかけになりました。自己抗体や自己応答性T細胞は、病気以外の状態ではどういうときにでるのだろうか、と考えてみると、まず、老化で生理的に必ずでます。これは、胸腺が縮まって新しい免疫システムの力が低くなったときです。それから、妊娠後期でも自己抗体がでてきます。妊娠のときには、新しい免疫システムの中枢である胸腺が縮まって、顆粒球とか古い免疫システムが力を発揮するからです。また、激しいストレスにさらされると、ステロイドが分泌されて胸腺が縮まりますが、組織破壊が起こるようなひじょうに強いストレスになると、やはり自己抗体がでます。生理的な老化でも、自己抗体が出現します。あとは、慢性GVH病という骨髄移植したあとに起こる病気で自己抗体がでるのですが、その場合も胸腺が縮まって、古い免疫系が免疫をつかさどるようになって、顆粒球が増えてきます。つまり自己免疫疾患というものはみんなそうなのですが、胸腺が縮まって進化したT細胞とB細胞が抑制され、ふだん隠れていた古い免疫システムの反応が前面にでてきたときに、自己抗体が産生されたり、自己応答性T細胞ができてきて病態をつくっているのです。ものごとには、絶対によいものとか、絶対に悪いものというのはあり得ません。これから述べていくように、膠原病の病態は、患者にとってはつらく苦しいものですが、同時にそれは、異常自己をとりのぞくためのプラスの生体反応として起こっている可能性があるのです。

膠原病が発症するきっかけは強いストレス

さらに、膠原病がどういうようなときに発症しているか、ということを患者さんたちにしっかりと問診していくと、必ずストレスやウイルス感染のエピソードが得られました。たとえばひどい風邪をひいたあとで発症したという類のケースがひじょうに多いのです。つまり、ひどく組織が破壊されて、免疫抑制の状態になったときに起こっている病態なのです。

第五章でくわしくふれる古い免疫系・新しい免疫系のしくみに関わってくるのですが、膠原病の病態の一つである自己抗体の増加は、外からやってくる抗原に対応する新しい免疫系が極端に抑制された状態で起こるものと考えられます。先日も*Immunology Today*という免疫学関連の学術誌に、海外の研究者が、「自己抗体というのは、異常な組織をすみやかに排除するための治る反応としてでてきている可能性がある」という説を報告していましたが、私もその通りだと考えています。人間の身体で起こる生体反応というものは、たとえ不快なものでも、そうそう自分自身を破壊するために起こるわけではないと考えています。生体反応は、身体のもっている治癒力ともいえます。つまり、生命を存在させるために起こっているのです。だから、不快な反応を起こしながら壊れた組織、身体に害を与えるような組織をとりのぞく、ということも、必要で起こっています。長年、生体の反応を研究してきて、私はそういう現象をたくさん目にしました。壊れた部分の修復が終わると、修復にあたっていた古い免疫系は鎮まって、また進化した免疫系にバトンタッチして、外部からの異物やウイルスの侵入に備えます。だから、自己抗体がでているということは、内部監視のための免疫反応が起こっているのだと考えられます。

ふつうのしもやけとか日焼け、やけどでもそうですが、炎症が起こるとその部分に血流が増えます。炎症という細胞破壊の緊急事態が起こると胸腺が萎縮して新しい免疫系が抑制され、古い免疫系が活性化し、破壊された組織を速やかに排除・修復していきます。自己抗体が出ているという事実から、膠原病の場合にも、同じことが起こっていると考えられます。膠原病の病態の推移を考えてみると、まず何かしらの強いウイルス感染やストレスの結果、血流障害、顆粒球増多が起こり、組織破壊が起こります。すると、古い免疫系は組織修復のために血流を増加し、発熱などの反応を起こします。つまり、これは治癒反応なのですから、ほんとうは、全身で炎症を積極的に起こして、組織修復を待つという治療が大切だと考えられます。私の仲間の医師たちが、膠原病の患者さんに副交感神経刺激の治療をすると、病気が治癒に向かっていきます。最初は炎症がでますから、苦しいこともあります。しかし、たいていの場合、苦しいのは一週間ぐらいで、一カ月もするとほとんどの患者さんが、病気から脱却していきます。長年苦しんできた患者さんも驚くほどあっさりと治癒に向かっていきます。

ところが、いままで、膠原病は免疫亢進の病だととらえられていましたから、医療の現場ではまったく逆の治療を行っていました。徹底して免疫を抑制する治療を行ってきたのです。免疫を抑制すると、進化した免疫系がますます抑制されて、古い免疫系がいつまでも活性化されてしまいます。すると、自己応答性免疫細胞（具体的には胸腺外分化T細胞と、B-1細胞。第五章参照）が、さらに組織を攻撃してしまい、いつまでも炎症が止まりません。そこへ免疫抑制剤やステロイドを使うと、一時的に炎症が止まるので、効きめがあるように思われていました。

じつは、膠原病治療の方向がまちがってしまったのには、時代の流れという背景があります。ガンと同じように膠原病も、昔はたいへん悪化しやすい、進行のはやい病気でした。そもそもストレスの免疫抑制が引き金になっている病気ですから、食糧事情が悪く、重労働を強いられるひもじい時代の人々は、交感神経緊張状態が続き、免疫抑制が強く持続して、病気がすばやく悪化する状況を用意していたのです。ところが、いまの時代の日本では、いくらでもリラックスするような生き方ができるようになっています。そう考えると、ほんとうは、昔よりも膠原病が治りやすくなっているはずなのです。

ステロイドの長期使用が膠原病を不治にする

ところが、ガンにおける抗ガン剤の化学療法と同じように、膠原病の場合はステロイド剤が、この病気の治癒を複雑にしました。ステロイドはいまから五十数年前に発見され、やがて合成できるようになり、合成ステロイドが大量につくられるようになりました。前にも述べましたが、膠原病の炎症は免疫抑制ではなく免疫亢進によって起こっているという誤解のせいで、「免疫亢進ならば、免疫を抑制して炎症を抑えなければ」とステロイドが膠原病患者にも投与されるようになりました。その結果、いつまでも治癒が得られない病気になってしまったのです。

ステロイドが使われはじめた昭和三十〜四十年代にかけては、まだ、ステロイドを投与しても、長期は使用しない、なるべくはやく離脱する、という不文律がありました。ステロイドの研究で一九五〇年にノーベル賞をもらったケルドン博士も、「ステロイドは依存性があるので、治療に使った場合には、医師が責任をもってやめるように」と提唱していました。私もそう大学で習いました。臨床医だったころは、膠原病にステロイドを使った場合も、必ず離脱して退院させていました。

ところが、だんだん時代がたつにつれて、膠原病の病態把握の誤解は相変わらずでしたが、ステロイドの害に対しての認識がどんどん薄れていきました。服用がどんどん長期化していいます。だからいまの患者さんたちがステロイドの離脱をしようとすると、とてつもなくたいへんなのです。離脱するために薬を止めるとリバウンドがきて、発熱や激しい炎症が起こります。それを通り抜けなければほんとうの治癒は得られないのですが、あまりにもつらそうだから、といって、安易に維持療法へ走ります。若い医師のなかには、もう炎症が止まったのに維持療法をやっている人もいるぐらい、医師たちのステロイドに対する恐怖感が消えてしまいました。

ステロイドを信じきっている医師たちは、膠原病の患者がいつも不調を訴えるのは、たんに病気のせいだからしかたがない、と思いこんでいて、何も疑っていません。激しい炎症が起こらないのだから、これだけ劇症がでずにすんでいるのだから、多少ぐあいが悪くてもしようがないだろう、それが膠原病という慢性病なのだから、と思っているようです。しかし、私たちが免疫系の働きをきちんととらえ、リンパ球や顆粒球を調べた上で考えると、いつも体調が悪いのは、ほとんどがステロイドによる害です。

ステロイド維持療法を受けている患者さんは、必ず強い身体の冷えを訴えます。夏でもカーディガンがないと寒くてしかたがない、まして冷房の効いているところだったら、もうガタガタふるえだしてしまうくらい、冷えて冷えてしかたがないのです。これは、ステロイドの根本的な害を示しているひとつの現象です。前にも述べましたが、ステロイドのようにコレステロール骨格をもつ物質は組織に沈着して過酸化脂質となり、これが刺激となって、顆粒球がおしかけ、交感神経の緊張状態を招きます。すると、交感神経の緊張に伴って、血管が閉じてしまうので、寒さを感じるようになる。つまり、血流がいかないから、寒いのです。

ステロイド投与から他の病気をかかえこむ

さらに、ここから、膠原病の患者さんには薬漬けの道が開かれてしまいます。交感神経緊張状態だから、必ず血圧が上がってきます。すると、高血圧の治療がはじめられます。それから、交感神経緊張のせいで脈がはやいから、いつも不安になります。そのため、抗不安剤を投与されます。すると、糖代謝が促進されるので糖尿病になり、糖尿病の薬を投与されます。さらに血流が悪いので、身体中の関節が破壊されて、腰痛、膝痛が必ず起こってきます。そして、鎮痛剤が処方されます。こうやって、ステロイドの維持療法を受ける患者たちは対症療法の玉突きの結果、たくさんの病気をかかえこんでいくことになります。それでも、すべての根本原因はステロイドにあると気づいていない医師がまだまだたくさんいるのです。

繰り返しになりますが、膠原病は免疫亢進状態ではなく免疫抑制状態で起こるということ、それから、炎症は血流を送りこんで組織修復のための生体反応であるから、むやみに止めると治癒も止まる、ということを知っておいてください。それがわからないと、炎症を徹底して止めにかかって、その結果治癒が得られなくなってしまいます。じっさい、いまの膠原病治療においては、この本末転倒した状態が現実になっているのです。

ストレスからの離脱こそ、治癒の絶対必要条件

そもそも膠原病の発症のきっかけには、強いストレスのエピソードがあることが多い、と述べました。ウイルス感染もこのストレスによって免疫が低下した結果で起こっている可能性が大なのです。さらに、膠原病の病態は、免疫抑制の極限状態です。となると、免疫を抑制しているストレスがないかどうかを見直し、あればそれを脱却していく必要もあります。第二章のガンのところでも紹介しましたが、重い膠原病を笑いの力で治したアメリカの医学哲学者、ノーマン・カズンズの実例にもあきらかなように、生き方そのものを変えることが、免疫を活性化させ、病からの脱却を促すのです。ノーマン・カズンズが膠原病になるまでの生活は、無茶そのものといってもいいくらい、激しいものでした。それがストレスとなって発病したのはあきらかです。

膠原病は、さまざまな不快な症状を伴います。さらに、ステロイドを服用していれば、強い冷えにも悩まされるでしょう。なかなか気分が晴れないのも当然かもしれません。しかし、病気がつらいからといって、日々ひたすら深刻につらく生きていては、治癒どころか、ますます交感神経が緊張しますから、病気の悪化を促しかねません。発想を百八十度転換して、カズンズのように「病を笑いとばして」治すつもりで、ストレスを脱却する生き方を自らつかみとることが大切です。

副交感神経刺激療法で、リューマチの痛みがほとんど消える（女性・七十歳）

私は、四十歳のころから三十年にわたって、リューマチの痛みをかかえて生きてきました。私の家は農業を営んでいます。私は一家の主婦として、毎日家事と農作業に追われ、文字通り、朝から晩まで休む間もなく働きづめでした。四十歳をすぎたころに、身体に異常を感じてはいたのですが、夫の両親の手前もあり、治療したいとはっきりいいだせないうちに数年がたってしまいました。

ところが、四十八歳の時、膝にひどい痛みを感じるようになり、さすがに農作業もできなくなったので、病院にいきました。血液検査の結果は、リューマチでした。膝にたまった水を抜いてもらうと痛みは消えました。膝痛以外にとくに自覚症状もなかったので、忙しさにかまけて、私は病院に通うのもすぐやめてしまい、市販の抗炎症剤で痛みをとって間に合わせていました。その後一年ほどの間は、症状に大きな変化もなくすごしていたのですが、やがて、薬の副作用で、胃が荒れはじめ、食べたものをもどすことが多くなりました。そして、重い風邪をひいたのをきっかけに、リューマチの激しい症状が現れ、即刻入院せざるをえなくなりました。

とにかく全身の関節が腫れあがり、歩くことも座ることもできません。医師はリューマチ用の薬を処方しよう、といってくれましたが、薬の副作用でこういうことになったので、もう薬をのむ気にはなれません。医師にお願いして、入院したまま、院外の鍼治療に通いました。三カ月ほどで関節の腫れがおさまって、歩けるようにはなりましたが、以前に比べると体力がすっかり落ち、あちこちの関節に痛みが残って、日常生活も以前の通りにはまるで送れない状態になってしまいました。体力が落ちていますから、ちょっと無理をするとまたリューマチが劇症化します。私は、痛みが強くなると鍼や整体の治療を受けて、なんとか悪化させないように気をくばっていました。それでも、風邪をひくたびに、急激にリューマチが悪化しました。

平成十一年、風邪がきっかけでリューマチが再発しました。じつはその二年前からガングリオン（腫瘤）が右手にできていて、熱をもっていました。痛みがないから別に治療しなくていい、と検診でいわれたので、そのままにしていたところ、大豆くらいだったのが、いつのまにかクルミくらいの大きさになっていました。すでにリューマチにかかって二十五年以上がたち、私はすっかり途方にくれていました。

そんなとき、健康雑誌で、薬を使わず治療するという、福田稔先生の自律神経免疫療法のことを知りました。薬にすっかり嫌気がさしていたので、ぜひ治療を受けよう、と決心して、福田先生のところにでかけました。

一回めの治療では、両手両足の指先と頭頂に注射針を刺され、ちくっと痛みを感じました。はじめは、とくに効果は感じませんでした。しかし、一週間後の二回めの治療を受けた翌朝、ちょっとした変化が起こりました。手の指の腫れがすっかりとれていたのです。痛みの強かった手首も動かせるようになりました。さらに毎週一回ずつ治療を受けていくと、六回めの治療で、手首の痛みはほとんど消えてしまいました。あれほど長い間苦しめられてきたリューマチが、ほんの二カ月ほどの間に、どんどん軽くなっていったのです。私はすっかり驚いていました。さらに、右手のガングリオンも、治療を受けるたびに小さくなり、以前よりも一回り小さくなっています。

一時は、炊事などの簡単な家事さえもはかどらずに苦労していたのが、手の痛みが消え動きがスムーズになったおかげで、以前よりもずっと速やかにできるようになりました。四十代からあれほど苦しんできたのが、悪い夢だったように思います。私はもうすでに高齢者の域にはいっていますが、治療のおかげで、健康な、当たり前の生活をとりもどすことができました。これからも健康維持のために、この治療にとりくんでいきたいと思っています。

腰痛・膝痛の謎を解く

死には直結しないものの、治癒の見通しがなかなか立たず、患者の数が伸び続けている病気が腰痛や膝痛です。日本医師会雑誌の巻頭言で、ある整形外科の先生が「日本国民の訴える症状のうちで腰痛は九・三％を占める」といっています。他の病気、症状をはるかに引き離して首位の座を占めています。さらに、六十五歳以上の高齢者における腰痛の発現率を見ると、平均二〇％です。五人に一人は腰痛に悩んでいます。膝痛を含めるともっと多くなるでしょう。私はバスで通勤していますが、途中に総合病院があって、おばあさんたちがたくさん乗りこんできます。何を話しているのかと耳を傾けてみると、やっぱりみんな腰が痛い、膝が痛いという話をしています。一週間に一、二回顔を見かける人もいれば、なかには毎日通っていると思われる人もいます。症状の重さは個人個人で異なるのでしょうが、日本の高齢者の多くが腰痛・膝痛をかかえているのは事実です。

先ほどの巻頭言の続きを読みますと、この先生は、腰痛の治療法としては、消炎鎮痛剤の内服以外には、理学療法とブロック療法の二つが多くの臨床の医師にとっては身近なものであるといっています。同時に、腰痛を治すのは困難なことが多い、とも述べています。腰痛をのぞくのは神のワザとまで表現しています。神のワザだというくらいですから、きっと治すのはとてつもなく困難だという意味でしょう。さらに、「消炎鎮痛剤内服以外には」と前置きしているということは、他の治療法はほとんど少数派だということでしょう。まずは必ず内服薬、あるいは外用の湿布を処方し、それでも治らないのが現実だということでしょうか。腰痛は、数年から十年という長い時間をかけて徐々に悪くなるので、あんまり深刻な問題としてとらえられていないのかもしれません。しかし、その結果が、整形外科の外来に押し寄せている中高年の腰痛、膝痛の患者たちだと思います。

私の見るところ、ほとんどの整形外科の先生たちは、消炎鎮痛剤を処方することに疑問をもっていません。しかし、私は白血球の自律神経支配の研究をしているうちに、腰痛に消炎鎮痛剤を使うのはまちがっているのではないか、と考えるようになりました。免疫学から見るうちに、腰痛の謎が解けてきたからです。

腰痛・膝痛が起こるしくみ

そもそもどうして腰痛が起こるのでしょうか。腰痛は、急性の症状では若い人にも起こりますが、中高年の患者が圧倒的です。次第に筋肉の力が衰え弱ってきて、ふつうの日常的な動きで筋疲労を起こすようになるからです。筋疲労が続くと疲労物質がたまって、休んだときに痛みがでる。これが腰痛のはじまりです。はじめのうちはすぐに病院に行かないで我慢していても、我慢しきれなくなると、病院に行くようになります。病院に行くと、消炎鎮痛剤を処方されます。それを服用すると症状がおさまります。もちろん、薬の短期間の服用でそのまま腰痛が完治してしまう人も、十人に一人か二十人に一人ぐらいはいるでしょう。しかし、ほとんどは、症状が軽減しても完治することがなく、薬を使用しながら腰痛自体は少しずつ悪くなっていくという経過をたどっていきます。

筋疲労がたまった後に、休んだときに痛みがでるというのはどういうことでしょうか？このあたりに、腰痛の起こるしくみを原因から理解するカギがあります。筋疲労を起こしたあとで痛みがでるときには、じつは、患部では血流が回復して疲労物質をとりのぞこうという反応が起こっています。たとえば若い人でも、ふだんやり慣れてない重労働をすると、やっぱり翌日、あるいは翌々日に筋疲労による筋肉痛、あるいは腰痛、膝痛がでます。若い人でも筋力が耐えられないような運動をすると疲労物質がたまるのですが、疲労物質がたまるということは、その場所に、同時に相対的な血流障害が起こっているということです。疲労物質がたまるから、必要な分の血流が送りこめません。そして、安静にしたときに少しずつ血流が回復して痛みます。とくに、血流を増やす血管拡張物質プロスタグランジンは発熱物質であり、痛みを起こす物質でもあるので、痛みがひじょうに強いときには発熱も伴います。膝痛のなかには、痛みがひどく強いときには、膝のまわりの組織の発赤が肉眼で見えることもあります。赤く腫れ上がって熱をもっている、つまりは血流が回復しているわけです。

このように正しく病態の把握ができると、本来痛みというのは疲労した筋肉を助けるための反応の一側面であることが理解できます。また、筋肉のまわりのその下にある骨や関節も同じ間葉系の組織(外胚葉と内胚葉以外の組織)で、同じ血管神経支配を受けているので、筋疲労がとても強いときは血流障害が骨や関節にまで起こって、組織障害を伴うほどにまで進んでしまうこともあります。すると、治癒反応として、そういうところに血流がおしかけていって、痛みをだしながらも治るわけです。結局痛みというのは、筋肉や関節組織を修復するために起こっている反応なので、ほんとうは積極的に進めてやるべきことであり、止めることではないわけです。じっさい、しっかりと休んで血行をよくすれば治る痛みはたくさんあります。たとえば、スキーをして筋疲労を起こしたときに、温泉に入ったらうそみたいに痛みが軽くなった、という経験をもっている人は結構いるのではないでしょうか。同じように、腰痛、膝痛も、痛んでいる場所が血流をもっと欲している状態なのですから、治療としては、どんどん血行をよくすることが必要です。

一方、消炎鎮痛剤の作用とはどういうものでしょうか？　消炎鎮痛剤は血管を開く物質であるプロスタグランジンの産生を阻害する薬剤ですから、血管を閉じるよう働きかけます。おしかける血流、おしかける痛み物質が止められるわけですから、痛み自体は一時的に止まります。しかし、血流を止めているわけですから、同時に、組織修復自体も止めてしまいます。消炎鎮痛剤は、湿布薬にも使われることでもわかるように、血流を止めるからよく冷えます。痛み物質の産出を抑えた上に冷やしてしまえば、痛みを感じなくなりますが、同時に治癒反応を止めてしまっているわけですから、結局、疲労の回復も、組織の修復も起こりません。根本的に、治癒を止めることになってしまいます。これが、消炎鎮痛剤の効能といわれているものの真相なのです。

消炎鎮痛剤が全身病を誘発している

先ほどの巻頭言に書いていた先生は、消炎鎮痛剤の薬自体に対して何の疑問ももっていないようです。いまの腰痛・膝痛治療の主流は、そういう状態です。だから腰痛がすっきりと治ることがないのです。

さらに、腰痛、膝痛の治療として処方された消炎鎮痛剤は局所的には血流の抑制という形で働きますが、同時に全身的にも影響を及ぼします。消炎鎮痛剤というのは経皮吸収で、必ず身体の中に吸収されて全身にまわりますから、全身の血流が抑制され、血管を閉じるので、血圧が上がります。この状態は、一週間とか二週間ぐらい続くだけなら、破綻をきたすことはありませんが、一カ月、半年と続けていると、強い交感神経緊張症状がでてきます。高血圧症や、夜眠れなくなるという症状がでるのはこのためです。ほかにも、肥満のある人たちは糖代謝が上がって糖尿病の発症のリスクが高まります。交感神経緊張状態というのは、副交感神経緊張とメリハリのあるリズムで交替している限りは、元気がでる状態です。しかし、ずっと交感神経緊張状態のまま固定してしまうと、いつも疲れているという状態になる。もう疲れて、疲れて、いつも一日じゅうぐあいが悪いというような状態になってしまいます。

すると、さまざまな不定愁訴が現れますから、症状ごとに薬が追加されて、今度は薬漬け医療のはじまりです。膠原病のところでもふれましたが、高血圧になれば降圧剤、不眠の人には睡眠薬、疲れていつも不安になる人には抗不安薬、糖尿病の人には経口糖尿薬、と次々薬を増やしていきます。よくお年寄りで、薬袋にはちきれんばかりに薬をもらって帰ってくる人がいます。そういう人たちの出発点が消炎鎮痛剤の服用です。消炎鎮痛剤を服用したことによって、破綻をきたしている人は多いはずです。

交感神経緊張状態というのは、いつも興奮しているので、脈がはやくなります。一分間に八十ぐらいで、いつもタカタカ、タカタカと頻脈状態です。すると心臓にも負担がかかって、心肥大が起こってきます。さらに血管が閉じるので、すごく身体が冷えます。指先がいつも冷たい。夏でも靴下をはかないといられないほどの冷えがでてきます。もっと冷えがひどくなると、足の指が紫色になってきて、最後には腐ることすらあります。交感神経緊張状態が持続すると、ありとあらゆる病気がでてくる危険性がきわめて高いのです。だからこそ、そういう状態をつくりだす消炎鎮痛剤の服用にはもっと慎重になるべきです。

消炎鎮痛剤は湿布薬、内服薬、座薬といろいろありますが、どういう形で処方されてもまったく同じことが起こります。したがって、飲み薬をやめても疲れている状態が治らないというときは、貼り薬を使っていないか、見直さなければいけません。もちろん、打撲や怪我などの急性の炎症の場合には、激しく起こりすぎる炎症を止めるために消炎鎮痛剤を使い、場合によってはアイシングなどをして冷やすということも必要です。急性期に、限られた必要な時間だけ消炎鎮痛剤を使う分には、もちろん、問題はありません。

問題となるのは、慢性的な疼痛に延々と使い続けることです。消炎鎮痛剤の長期服用は、だいたい五年から十年の間に破綻をきたします。最後は、交感神経緊張状態によって消化管の働きが止められてしまうので食欲がなくなってやつれ、老化が促進されて寿命がつきるというような形で破綻することになります。そう考えると、じつに恐ろしい薬です。長期にわたって服用しないように、患者の側でも自分のもらっている薬をよく知っておくことが必要です。

代替医療をとりいれつつある整形外科医療

じつは、整形外科の医師の中にも、従来の整形外科の治療はよくないのではないかと気づく先生たちがやっぱりでてきています。それも、最近でてきたわけではなく、この十年、二十年の間に、じわじわと増えてきました。そういう医師たちはどんなとりくみをはじめたのでしょうか？　たとえば、整体法（カイロプラクティック）やＡＫＡ療法（Arthro Kinematic Approach 関節運動学的療法）をとりいれました。いわゆる関節や骨格、背骨のゆがみを矯正する形で痛みをとっていこうという治療です。どちらも薬にはあまり頼りません。こういう療法を積極的にとりいれて、大きな成果を上げる整形外科医が増加する傾向にあります。これはよろこばしいことだと思います。

考えてみると、整形外科という分野の特性ゆえに、腰痛・膝痛の治療があまり深く顧みられてこなかったという面もあるように思われます。腰痛にかまっていられないというような独特の気風が整形外科にはあったのです。というのも、整形外科に運ばれるケースの中には、交通事故のような、緊迫した大手術を行うケースがあります。運動中に骨折のケースなど、いわば、華々しく手術して、華々しく治るという世界です。そういうところには目に見えて劇的な展開・治癒があるので、情熱を傾ける気になりやすいのでしょう。

それにくらべて、腰痛は地味です。同じ整形外科の中に華々しい世界があるのに、年寄りの腰痛などという地味な世界を熱心に研究する気になれない、というのもわかります。整形外科の医師は自分ももともと柔道部や運動部の出身で豪快な性格、という人が多い傾向もあり、なかなか、地道な腰痛の研究を手がけようという人が少なかったように思います。整体法やカイロプラクティックに地道にとりくんでいる先生たちは、なんだか変わったことをやっているなぁ、と、あくまでも少数派扱いされてきました。整形外科の中では傍流扱いです。その結果、腰痛の治療がつきつめて研究されることが少なく、結果的に腰痛・膝痛老人が待合室にあふれているという今の状況をつくってきてしまったのではないでしょうか。長い間働きづめでご苦労してきたご老人たちを、こんな目にあわせては申し訳ないでしょう。

中高年の腰痛・膝痛を治すには

それでは、年をとってだんだん運動不足になり筋力が低下して痛みがでてきた場合には、どういう治療をしたらいいのでしょうか。積極的に血流を増やすということがまず第一です。たとえば、お風呂に入って、身体を温めて血行をよくすることです。また、日常の生活に耐えるぐらいの筋力をつけておかなければいけませんから、ふだんから動かせる範囲で体操などを行っておくべきです。四十代、五十代でも腰痛がでる人が結構います。そういう人たちはたいてい、一日中机に向かって座る仕事をしていたり、あるいはだんだん体重が増えてきて日常の筋力で支えきれないような筋力低下を起こしていたり、さらには体重の増えすぎで筋疲労を起こしていたり、といったことが原因になっています。ですから、医師の側も、それが筋力をつけるべき場合なのか、それとも体重を減らす場合なのかを見極めないといけません。筋力がしっかりついている人でも、もっている筋力をはるかに超えるような激しいスポーツを行えば、筋疲労が起こって腰痛もでてきます。ですから、鍛えるのがいいからといって無茶をしてよいわけではけっしてありません。中高年の慢性的な膝痛患者に最近勧めているのは、仰向けになって脚をばたばたさせる運動です。

体重をかけないで脚を動かし、血流を促せます。腰痛の人には、ゆっくりと前屈・後屈を行ってもらっています。

腰痛はそもそも筋疲労による疲労物質の蓄積が原因で起こる血流低下からはじまるということは、先に述べました。血流低下を起こすと、さらにまわりの組織にも影響が及びます。まず血流が低下した場所のまわりにある組織がダメージを受け、さらにそれが脊椎の運動器組織の場合は椎間板があるので、椎間板の弾力性が失われて、椎間板ヘルニアを起こすリスクがあります。また、靱帯にダメージが及ぶと、骨と骨とのつなぎめを支えられないために腰椎すべり症になる可能性があります。単なる筋肉疲労だといって侮っていると、さらに器質的な障害を招くおそれがあります。だからこそ、腰痛は侮れないのです。

骨格のゆがみが痛みの原因とは限らない

ありがたいことに、いったん障害を受けても、私たちの組織は血流さえ送りこまれれば、修復されるようにできています。最近は見かけなくなりましたが、昔はよく、腰が九十度に曲がったおばあさんがいたものです。草取りや田植えなどの農作業を長期間にわたってやってきたのでしょう。ずっと同じ姿勢でいたから、組織障害が起こった後、その姿勢のままで修復が起こってしまったのです。レントゲン写真を撮ると、びっくりするような写真になります。経験の浅い若い医者などは腰を抜かすくらいあわててしまいます。腰椎などはほとんどつぶれていて、こんな形でよく生活できるものだ、と思えるのですが、本人の身体の中では、そういう形になるようにゆっくりと組織が修復されてきているから大丈夫なのです。おそらく、腰に負担のかかる作業をしたあとに、きちんと血流をとりもどすようなことをやっていたのでしょう。たとえば、温泉に湯治に行ったりしていたのではないでしょうか。姿勢は曲がった状態が楽だったから、その形に適応して組織障害の場所が修復され、とくに腰痛もなく、腰の曲がった状態ではあるけれども、ふつうに長生きできる身体ができたのでしょう。

逆にいえば、痛みを訴えている患者さんのレントゲン写真を見たら、骨がゆがんでいる場合でも、そのゆがみが必ずしも痛みの原因になっているとは限らないのです。ゆがみ＝腰痛の原因と簡単に診断してはいけないと思います。ゆがんだ状態で固定されていれば、それは痛みの原因ではなくなっているからです。むしろ組織障害が起こってまだ時間があまり経っていないときに回復反応として痛みはでます。血流がめいっぱい回復するときの組織修復は、筋疲労だけなら数日、組織障害まで起こっていてもだいたい三週間で治癒します。

慢性腰痛・膝痛からの脱却には消炎鎮痛剤の服用停止が絶対条件

もうすでに五年、七年と腰痛に苦しんで、薬を山ほどもらって服用していた人たちを、どうやって治療したらよいのでしょうか。私たちの仲間の医師たちは、まず患者さんに薬を全部やめてもらって、入浴と体操をしっかりと行うように指導します。薬をやめると、抑えられていた食欲もでてきます。消炎鎮痛剤は消化管の働きを止めますから、その服用をやめれば、食欲がでてくるのです。食べれば副交感神経が活性化されて、ますます血行がよくなってきますので、だいたい三週間くらいで組織修復も終わって、腰痛もとれてくるケースが多いようです。「なぜ何年も何年も苦しんできたのだろう!」と患者さん自身がびっくりするような回復を見せることがほんとうに多いのです。

回復への道は、何よりも消炎鎮痛剤をやめることとです。コルセットも運動を阻害して血流を抑制するのでよくありません。カイロプラクティックや整体を行っている医師のなかには、消炎鎮痛剤のもたらす害のことを理解していない人もいます。せっかく、いろんな骨盤の変形を治して、身体に負担がかからないようにと整体法を施術しているのに、あいかわらず消炎鎮痛剤ものませてしまうので、効果が相殺されて、なかなか回復が見えない、というケースもあります。逆に、薬をやめた上で整体法をやれば、あっというまに治る人もたくさんいます。

また、消炎鎮痛剤をやめてほしい別の理由として、胃が荒れるという副作用がありま す。そこからまた、連鎖的な悪影響が起こりかねないからです。消炎鎮痛剤が血流を止めて交感神経緊張状態がつくられると、交感神経支配下で顆粒球が増えます。顆粒球が増えると、粘膜におしかけますから、その結果胃が壊れるわけですが、じつは、顆粒球増多は全身で起こっているわけです。本人に自覚症状がないだけで、全身で顆粒球増多が起こっていますから、腰痛が起こっている周辺の組織の破壊も進行しているのです。だから、消炎鎮痛剤で胃が荒れた場合、胃薬をだしてそれでよし、というわけにには、ほんとうはいかないのです。胃がやられたときは全身の組織、消化管のありとあらゆる粘膜が破壊されているのです。とりあえず胃の症状だけを緩和しても、なんの解決にもなりません。

急性の痛み以外、消炎鎮痛剤は使わない

消炎鎮痛剤は、腰痛に限らずあらゆる病気に安易に処方されすぎています。たとえば潰瘍性大腸炎やクローン病の治療薬として、現在、アミノサリチル酸という消炎鎮痛剤が処方されています。サラゾピリンやペンタサという名前の薬ですが、これらは、腸溶性、つまり、腸で溶けるようにつくられており、そのためにかえって潰瘍性大腸炎がなかなか治

らなくなっています。潰瘍性大腸炎は、ストレスが原因で発症している場合がほとんどです。たとえば、十代の子どもが受験のストレスで交感神経緊張状態になって発病するケースはじつにたくさんあります。交感神経緊張状態から顆粒球増多になって、大腸粘膜が破壊されるというのが、病態の真実です。身体のほうも、粘膜破壊の破綻から逃れようと、副交感反射を起こして、消化管の動きを促して回復しようとする反射を起こすために、その結果下痢を繰り返したりします。副交感反射で痛みの物質が出るから下痢とともに腹痛もあるし、一方で顆粒球に粘膜が壊されて粘血便がでます。症状が目に見える形で続きますから、とにかくそれを抑えなければ、と消炎鎮痛剤による対症療法に走ってしまうのです。すると、交感神経緊張でとりあえず下痢や痛みがすこし和らぐのですが、消炎鎮痛剤はそもそも顆粒球を増やすものですし、下痢は潰瘍性大腸炎の患者にとっては交感神経緊張によってもたらされた症状に対する治癒反応として起こっているわけですから、薬をのみ続けているとまた治癒反応を起こそうとして下痢が起こります。だから、潰瘍性大腸炎やクローン病の治療としては、自分がどんなストレスによって交感神経緊張状態になっているかを理解すること、そしてその原因をとりのぞくことが根本になければいけません。ストレスの内容を意識に思いうかべさせて、ストレスから脱却して治癒するという道をとらないと、病気をほんとうには治せないのです。同時に、消炎鎮痛剤をのみ続けるのをやめて、下痢は治癒反応と認識して、ある程度の腹痛は我慢してください。それで、根本的な治癒に向かうことができるのです。潰瘍性大腸炎やクローン病は、病態把握さえきちんとできれば、難病とはいえない病気です。しかし、ほかの病気と同様、その後ステロイドを使うために、さらに治癒が得にくくなるのです。

ここまで、消炎鎮痛剤の罪について厳しく述べてきましたが、もちろん、急性の耐えられない痛みを緩和するために短期間使用するのであれば、問題は起きません。ふつうに体力のある人が、一週間ぐらい使用するのなら、粘膜破壊を起こすほどの破綻は起こらないでしょう。しかし、二週間以上連続的に使用すると、交感神経緊張状態が続いて、全身の組織障害が起こります。わかりやすい症状としては、脈がはやく不安になったり、胃の調子が悪くなったりしてきます。

じつは、日本人に比べてアメリカ人は消炎鎮痛剤の消費量がたいへん多いのです。これは、消炎鎮痛剤がプロスタグランジンを止めて交感神経緊張になると代謝が亢進して、運動をしなくてもエネルギーが消費されるという状態ができるからです。つまり、肥満の多いアメリカ白人は消炎鎮痛剤、アスピリン系の薬を痩せ薬として使っている、という側面があるのです。動かなくても痩せられるし、食欲も抑えられるので、手軽なダイエットになるわけです。しかし、肥満のない日本人が服用すると、交感神経緊張状態による副作用が早くでます。ですから、使用に、より慎重になる必要があります。

潰瘍性大腸炎とクローン病

これらの炎症性腸疾患の患者の末梢血中には、はげしい顆粒球増多が見られます。いずれも精神的、身体的ストレスを受けて発症するからです。大腸の場合は直接顆粒球が侵入していき、化膿性の炎症が起こります。しかし、小腸の場合はリンパ球の層が厚く顆粒球は侵入していけません。そのため、常在するマクロファージの炎症になるのです。

私たちの身体は、物質的な毒がはいっても、心の毒（つらさなど）がはいっても、嘔吐や下痢で排泄しようとします。つまり、潰瘍性大腸炎やクローン病で起こる下痢、腹痛は治ろうとする身体のしくみが働いた状態なのです。副交感神経反射ともいえます。

ですから、ストレスを除く治療が大切なのです。ストレスから脱却すると症状は消え、顆粒球増多もおさまります。ここで熱心に対症療法を行うと、かえって治癒は得られません。特に、アミノサリチル酸製剤（サラゾピリン、ペンタサなど）を長期に使用した場合は、悪化の世界にはいってしまいます。アミノサリチル酸は痛み止めで顆粒球を増やすからです。血流も止めます。

ステロイドはさらに、リンパ球を減少させて、顆粒球を増加させる力が強いので、熱心に使うと、破綻の道のりが短縮されることになります。薬を止めると、一時的に下痢、腹痛、炎症は悪化しますが、これを通り抜けないと治癒が得られません。しかし、ここに記した謎を理解すると、不快な症状でも必要な過程と納得し、くぐり抜けることができるのです。

自律神経失調症や更年期障害の治し方

現在、女性に増えているのが、自律神経失調症です。また、女性は閉経前になると、更年期障害にも悩まされます。そこで、免疫力を生かして、これらを治す方法を紹介します。

痛みはストレスで途絶えた血流が、休息で回復しだしたときに生まれることを、前に述べました。同じようなメカニズムで、自律神経失調症や更年期障害も起こります。

女性はストレスや寒冷刺激に敏感です。だから、女性の長寿第一位が、いつも沖縄県であるのもうなずけます。ストレスや冷えがあると、血管は収縮して、血流障害が起きます。じっさい、このようなとき、本人も手足を冷たく感じますし、顔色も悪くなります。

そして、このストレスや冷えから解放されたときに、一気に血流が回復します。血流回復は、血管拡張の組織ホルモンであるプロスタグランジンや、副交感神経刺激物質のアセチルコリンなどによって行われます。

プロスタグランジンは痛み物質でもあるので、頭痛や腹痛を伴うことがあります。血流回復は、めまい、耳鳴り、のぼせなどをつくります。そして同時に、副交感神経優位の極限状態になりますから、身体はだるくなります。この反応が強くなると、ときには微熱さえでることもあります。

若い女性や老年期の女性がこれらの反応を起こしたときには、「自律神経失調症」と診断されますし、閉経前の女性が起こしたときは「更年期障害」と診断されることが多いようです。しかし、身体の中で起こっていることが、前記のように理解できれば、単に症状を消そうとする治療が失敗に終わることが、理解できるでしょう。

そもそもこれらの病気は、血流障害が背景にあるので、血流をふだんからよくしておく必要があります。ストレスをさけ、冷えを防ぎ、強い冷房に当たらないようにし、必要であればカーディガンなどの上着を一枚はおり、積極的に体操や入浴を行って、血行をよくしておくことが、いちばん重要です。また、副交感神経をほどよく刺激する玄米食にしたり、野菜やキノコ類を十分にとって、便秘をさけることが大切です。

これらの病気を病院に行って訴えると、薬が処方されますが、その薬のほとんどが、血行を抑制する薬です。つまり、結果として、交感神経の緊張をもたらす薬です。たしか

に、痛みやめまい、のぼせなどは、一時的には止まりますが、ストレスを上乗せしている
も同然ですから、いずれ症状はさらなる悪化への流れにはいっていきます。
　更年期障害の場合は、エストロゲンというホルモンの減少が背景にありますが、ストレ
スや冷えなどのない生活を送っていれば、だれでもいずれこの減少に適応できます。い
ま、エストロゲン補充療法が盛んに行われていますが、これは、本来減っていくべきもの
を補充しているわけですから、自然の摂理に反しています。いったんは症状が軽減されて
も、いずれは破綻していきます。
　エストロゲンもコレステロール骨格をもっている物質なので、体外に排泄するのが困難
ですから、身体に蓄積されていきます。すると、老化や発ガンを促します。この過程で、
交感神経緊張症状がでるので、高血圧症や不眠も加わることになり、結局のところ、健康
な生活からは遠のいてしまいます。

五十肩を治す意外な方法

　女性の悩みを解決したので、今度は男性の悩みを解決しましょう。五十肩は、代表的な
中年男性の悩みです。いままでの医学では、原因不明だといわれていて、治療としては、
消炎鎮痛剤が投与されていました。原因に気づかないから、対症療法に走らざるを得なか

ったのでしょう。その結果、なかなか治らない病気になっています。

しかし、多数の患者にくわしく病気の背景を質問していくうちに、私と仲間の医師たちは、原因にたどりつきました。片側寝による肩関節や腕の圧迫、つまり、右か左のどちらか片方ばかりを下にして寝ているために、肩の関節や腕が圧迫されて、五十肩が起こっていたのです。たとえば、右側ばかり下にして寝ていると、右の肩や腕の血流が止められて、組織障害を起こします。頻度は少ないですが、右寝、左寝の両方を繰り返して、両肩が五十肩になることもあります。

したがって、五十肩を治すには、なるべく仰向けになって寝る時間を長くすることです。なれるまではなかなかできない人もいますが、目がさめて気がついたら、仰向け寝にもどるように心がけるとよいでしょう。

五十肩になってしまってからの治療法としては、できる範囲でよいので、痛いほうの肩を動かして、血行をよくすることです。また、お風呂に入って血行をよくすることも、治りをはやめてくれます。最悪なのは、消炎鎮痛剤を貼ったりのんだりすることです。血行を止めて顆粒球を増やしてしまいますから、痛みはとれても、組織障害がますます進んでしまいます。

原因不明といわれる病気は、治療法もわからないために、むしろ対症療法に走って、治癒とは逆のことをやってしまいがちなので注意が必要です。まれではありますが、姿勢が悪いために、肩や腕に血流障害が起こり、五十肩がでることがあります。そうした可能性も含めて、自分の生活に、肩や腕の血行障害を起こすようなゆがみがないかを点検しながら、しっかりと自己診断することが大切です。

対症療法を根本から問い直す

長期にわたる自己免疫疾患のステロイド依存から脱却（六十八歳 男性）

昭和五十三年四月、私は過労から急性肝炎（C型）を発症しました。C型肝炎ウイルスには、若いときに手術をした際に感染していたようで、ずっと潜伏していたのが、極度の疲労によって暴れだしたようでした。症状は劇症で、そのまま四十日間大学病院に入院しました。いったん症状がおちついたので、しばらく自宅で療養していたのですが、同じ年の十一月、ちょっと体調をくずしたのをきっかけに肝炎が再発し、こんどは四カ月入院することになりました。そしてこのとき、ステロイド剤の投薬を受けました。

退院後も一進一退の体調でしたので、退院して二カ月後、別の大学病院を受診しました。すると、ここで、私のC型肝炎は、ルポイド肝炎とよばれる自己免疫疾患であることがわかりました。自覚症状として、呼吸をすると痛みを感じていましたし、倦怠感があり、体力がないのでふつうの日常生活が送れませんでした。このときの医師は、一〇%の生命予後があります、といわれました。私はとにかく、病気を治すしかないと思い、この病院に五カ月入院し、ここでは、ステロイド剤の大量投与を受けました。ステロイドの量は徐々に減少していたようですが、毎日午前七時から午後二時まで点滴を受けますから、その間は当然動けませんし、倦怠感から、動く気持ちになれません。毎日ベッドの上ですごしていました。

大量の点滴治療が終わったのは、ちょうど春先のことでした。室内歩行の許可がでて、さらに、夏には室外歩行の許可ができました。秋には週に二回の入浴許可ももらい、やっと日常生活への復帰をはじめることができました。そしてついに、昭和五十五年十二月に退院しました。ただし、自己免疫疾患だから、きちんと薬だけはのんでください、と釘をさされ、ステロイド剤を毎日五ミリグラム服用しました。さらに、免疫抑制剤イムランの服用もはじめました。家族で経営している商店の仕事と、電気製品の修理などを出張で行うのが、私の仕事でしたので、幸い、一日中自宅を中心に生活を送ることができます。ですから、退院後も、十年以上にわたって、食後には必ず一時間の安静をとる生活を続けました。その後、何回かGOP、GTPの数値が上昇することがありましたが、その都度、薬の服用で症状は安定していました。

思えば、肝炎の発症以来、私は身体にふつうの人以上に気を遣いながら、慎重に生活していました。それなのに、平成十三年三月に、自分が思わぬ疾病をかかえていることがわかりました。誕生月検診で、ガンの疑いありと診断されたのです。自覚症状はまったくありませんでした。エコー、CT検査を経て、診断は確定されました。手術をしたほうがいい、という医師の判断で、三カ月後、私は大学病院に入院し、ガン部分を切除・摘出しました。

ガンの大きさは二十五×三十ミリくらいで、切除した面積は、五十×六十ミリ、深さ四十ミリくらいの大きさだった、と手術後に医師から聞きました。いっしょに胆道も切除したそうです。また、手術時の肝臓組織検査で、肝炎は慢性ではあるものの、肝硬変には至っていないと診断されました。

長年持病をかかえて生きてきたせいでしょうか、じつは、私はガンと診断されたときも、ショックはあったものの、とにかくできることをやろう、という前向きな気持ちをもち続けることができていました。ですから、肝臓ガンの手術はつらかったものの、肝硬変に至っていないことがわかったことをよろこぶことができたくらいです。また、抗ガン剤の治療を受けなくてすんだのも、いま考えてみれば幸運でした。じつは入院当初、医師は、ガンの部位へのエタノール注入などの内科的化学療法を予定していたのですが、ガンの場所が肺に近いためにリスクが高いと判断され、中止されていたのです。

手術から三カ月後には、ガンの切除部分が完全に修復されていることが確認されたので、私はまた、日常生活へともどりました。それでも、これだけの病気をかかえていると、つねに体調はよくありません。さらに、ステロイド剤の投与を再開していましたから、いつもだるく、疲労感があります。私は心のどこかで、体調そのものをもっとよくする方法はないだろうか、と思っていました。そんなとき、田島圭輔先生の行っている自律神経免疫療法のことを知りました。私は電器修理など腕や手を使う仕事をしているので、長年肘や指に慢性的な痛みをかかえていました。痛みがあると、仕事が思うようにはかどりません。私は、肘痛、腕痛の医師も、つねに探していて、偶然、田島外科の存在を知ったのでした。

田島外科では、針を使った治療で、肘痛や腕痛を治し、さらにはガンの患者まで快方に向かっている人がいます。私は、いままでさまざまな治療を受けてきましたから、なんでもためしてやろうという気になっていましたので、ぜひその針治療を受けさせてほしい、と頼みました。そして二週に一回通院して刺絡療法を受けるようになったのです。

刺絡療法の成果は、すぐに現れました。まず、血色がよくなりました。さらに、いつも身体に覆いかぶさるように感じていた倦怠感が消えていきました。もちろん、肘の痛みもほとんど消えてしまっています。私はひじょうに素早く効果が感じられたので、田島先生にそう伝えると、「自分から病気を治そうという意志がすごく強いですね。そういう人は、免疫力が活性化されやすいんですよ」とおっしゃってくださいました。

さらに、体調がよくなったので、ついにはステロイドをやめることができました。すると、ますます身体が軽快に感じられるようになりました。肝炎を発症して二十年以上たちますが、この療法を受けて、私は人生でいちばん元気なときを、いま手に入れています。

痛み止めに限らず、病院で処方される薬は圧倒的に対症療法が多いのが現状です。先ほどふれた、痛みを止めるのも、下痢を止めるのも、みんな対症療法です。もちろん、体力が十分ある人がちょっと調子をくずしたくらいのことであれば、対症療法を行うことで、そのまま回復する場合もよくありますから、対症療法をまったく否定するべきではないでしょう。しかし、対症療法を行っていてもなかなか治らないときは、病態把握をきちんとし直し、服用している薬のマイナス面も考えて、治療方針そのものを見直していかなければいけません。医師の側はもちろんですが、患者さん自身も、積極的に自分の病気を把握し理解しようとする努力をぜひしてもらいたいと思います。残念ながら、現場の医師は、ひとりで何人もの、人によっては何十人、何百人もの患者さんをかかえていますから、ひとりひとりの病態を詳しく把握していくだけの物理的な余裕がない場合があります。すると、とりあえず、目の前にでている症状を止めてあげることにしか、考えがおよばないことが多いのです。一方、患者さんのほうは、自分自身のことですから、一生懸命、百％自分のことを考えることができるはずです。対症療法を受けているけれど治癒に至らないいま何カ月も過ぎている場合には、何かがうまくいっていない、と気づくだけの知識と感覚はもっておいてほしいと思います。患者の側からもフィードバックがなければ、病気から脱却できません。

一昔前までは、いまほど情報がありませんでしたから、医者と患者の病気に対する知識の差がひじょうに大きく、患者の側から医者に何か訴えるということがあまりできなかったと思います。「お医者さん」あるいは「お医者様」と敬称をつけてよばれたくらいで、病気を治してくれる医者は神様みたいに扱われていましたから、医師のいうことはなんでも素直に聞いておきなさい、というのがふつうの人の感覚でした。しかし、だんだん一般の人たちも本や雑誌やインターネットで医学に関する知識を得られるようになりました。ですから、なかなか治らないときは、自分でも勉強して病気から脱却する努力をしてほしいと思います。

まだある、身近で危険な薬物療法

AKA療法への挑戦と降圧剤の使用停止で、耳鳴り、肩こり、左頚部痛が消えた（五十歳・女性）

二十代のころからひどい肩こりに悩まされ、四十代の後半になってからは左の頚部に痛みを感じるようになっていた私は、二〇〇〇年四月、ひどい耳鳴りに悩まされるようになりました。ジーッという音が耳の中でひびいて、止まりません。耳鳴りは、とくに月経前にひどくなる傾向があり、全身の倦怠感もありました。耳鼻咽喉科の診察を受けたところ、左耳に軽度の感音性難聴があると診断されましたが、頭部ＭＲＩも含めた精密検査では、とくに異常は見つかりませんでした。

このとき、鉄欠乏性貧血と高血圧が見つかりました。そこで、降圧剤（βブロッカー）、貧血用の薬を服用すると、貧血は改善され、血圧も低下しました。しかし、耳鳴りは改善されることはありませんでした。

発症から一年あまり経ち、耳鳴りの治療法を探していた私は、AKA療法を知り、近藤医院で月に一回治療を受けるようになりました。治療を受けると、頚部の痛みが消え、耳鳴りもとても軽くなるのですが、その効果は一、二週間しか継続せず、やがて再発します。そこで、近藤医院から紹介されて、博田理学診療科で検査を受けることにしました。

近藤医院では、ファベーレという検査を受けました。これは、股関節を曲げたり回したりのばしたりして、動かせないところがないか、痛みがないかを治療するものです。もし痛みや動かせないところがあれば、仙腸関節機能異常か仙腸関節炎が存在するのだそうです。この検査で、私は右の臀部に痛みがあることがわかりました。AKA療法を受けると、すぐに頚部痛と臀部痛は消えましたが、一カ月後には臀部痛は再発し、さらに、次の受診の四日前には腰痛がでるようになりました。それから二カ月後には臀部痛がさらにひどくなり、AKA療法でも効果が感じられないほどになってしまいました。

「やはりAKA療法では根治は無理なのかしら」という不安が頭をよぎっていましたが、近藤医院の近藤宏和先生と博田理学診療科の博田節夫先生は、リンパ球と顆粒球のデータを検討し、「しばらく降圧剤の服用を止めてみよう」とおっしゃいました。

結果は、劇的なものでした。まず、ＡＫＡ療法が以前以上に効きめを発するようになり、臀部痛、腰痛、頚部痛が消えていきました。さらに、降圧剤を使用していたときには減少していたリンパ球が、目に見えて上がりはじめました。

近藤、博田両先生のお話では、降圧剤が考えていた以上に強い交感神経の緊張をもたらし、顆粒球増多を招いており、それが、私のかかえているさまざまな関節炎に悪影響を及ぼしていたのではないか、ということでした。とくに私のように、ＡＫＡ療法を行うと痛みが強くなるような関節炎の場合には、服用している対症療法薬の影響を疑う必要があるようです。

いずれにしても、降圧剤をやめてから、体調はあきらかによくなっています。また、降圧剤をやめましたが、血圧のほうも問題ありません。もちろん、すべての症状がまったく消えたわけではありませんが、以前に比べれば耳鳴りもほとんどなくなり、頚部や臀部、腰の痛みもほとんど消えて、ふつうの生活が送れるようになっています。

対処療法、あるいは対症療法とよばれるものは、不快さゆえに症状を悪者扱いした医療行為です。しかし、現代医療がかかえる問題のある薬物療法は、ほかにもあると、私は考えています。三つほど挙げて、説明したいと思います。

まず、高血圧の人に対して処方される降圧剤に、問題を感じています。現代医学は高血圧を「本態性高血圧症」とよび、原因不明としています。しかし、高血圧症と診断された患者にきちんとくわしく問診していくと、ほとんどの場合、原因不明どころか、あきらかな働きすぎが聞きだせます。

働きすぎは、交感神経緊張をつくるので、血圧が上昇します。ですから、高血圧の治療は、薬をのむことではなく、仕事を減らすことが大切です。あるいは、なんらかの強いストレスが交感神経緊張をつくっている場合もありますから、そのストレスを解決することが、いちばんの治療になります。もし仕事を減らさずに、あるいは、ストレスを解消することなく、降圧剤を服用すると、身体の維持に必要な血圧が得られなくなり、いつも体調がすぐれず、いずれ破綻していくことになってしまいます。

次に、糖尿病患者に対する経口糖尿病薬の処方にも、問題があることを述べたいと思います。糖尿病も、病気の背景に、がんばりすぎ、働きすぎがあります。なぜこのような体調が病気をつくるのかというと、そこには、二つのメカニズムが働いています。まず、がんばりすぎ、働きすぎによる交感神経緊張自体が、血糖を上昇させます。たとえば、マウスでもヒトでも、交感神経緊張のときに分泌されるアドレナリンを投与されると、あっというまに血糖値が四〇〇～五〇〇ミリグラム／デシリットルにまで上昇します。

さらに、交感神経緊張状態は、分泌現象を抑制しますので、当然、分泌現象の一つである、膵臓からのインスリン分泌が抑制されます。これが、血糖上昇に拍車をかけることになります。

このようなことを知ると、がんばりすぎを止めることで、糖尿病から脱却できることがわかります。肥満者は別として、痩せ～ふつうの体型の人が、糖尿病になって食事制限をすると、病気をさらに悪化させます。なぜなら、ひもじい思いが交感神経緊張の極限をもたらすからです。

経口糖尿病薬が危険なのは、分泌が抑制されて疲れた膵臓に無理矢理インスリンの分泌を働きかけるので、さらに膵臓が疲弊してしまうからです。

じっさい、経口糖尿病薬は、一、二週間しか効かないことがほとんどです。これで治ったという話は聞いたことがありません。薬が効かなくなってもの み続けることは、さらに最悪です。膵臓は完全にダメージを受けてしまい、治癒の可能性のない糖尿病になってしまうからです。糖尿病患者が増え続けている背景には、経口糖尿病薬の投与があると考えられるのです。

最後にもう一つ、増え続けている病気と治療の問題点を述べておきます。それは、腎機能低下の患者に、利尿剤を投与することです。利尿は副交感神経に支配されていますか

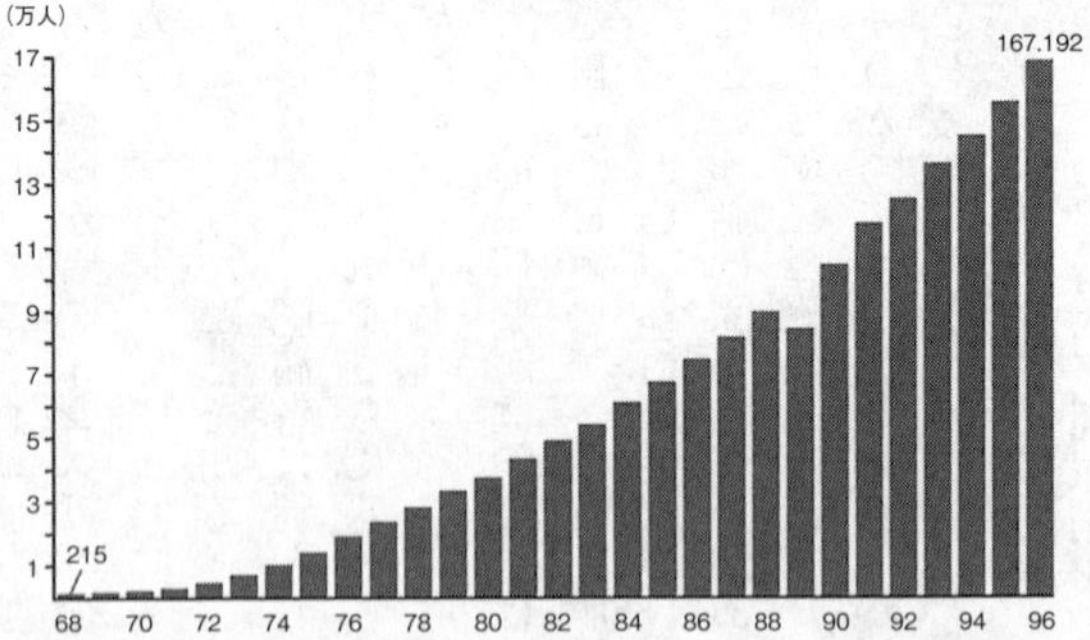

腎臓病患者に利尿剤が投与されるようになって久しいが、透析患者の数は増加の一途をたどっている。28年間で患者数は777倍に。この激増ぶりは、現在の治療・対症療法が効果をあげていないことを物語っているのではないだろうか。

ら、尿がでにくいということは、やはり身体が交感神経緊張状態になっていることを示しています。だから、利尿を行う、つまり、尿をたくさんだすには、ストレスから脱却し、血行をよくする必要があるのです。それを逆に、利尿剤を使って化学的に腎臓を働かせようとすると、腎臓は交感神経緊張で疲弊しているところに強い刺激を受けるので、さらに腎機能が壊されていきます。そしてついには、透析を受けないとどうしようもないほど、腎機能が低下してしまうのです。透析患者も年々増加の一途をたどっていますが、利尿剤の安易な処方が患者を増やしていると思われます。

もう少しくわしく説明しますと、利尿剤→脱水→血液粘性上昇→血流障害→頻脈（交感神経刺激）および顆粒球増多→腎障害の図式が見えてきます。利尿剤は、腎臓病以外にも多くの病気に使われています。たとえば、緑内障、むくみのある人、腹水のある人に処方されます。利尿剤を服用した患者は、激しいのどの渇きと体調不良を訴えます。そして、破綻していくのです。脱水が交感神経緊張を引き起こすので、消化管の働きは強く抑制され、渇きが強いのに、身体は水を十分に吸収できなくなってしまうのです。

患者が増え続けている病気があれば、その治療法に疑問をもつ必要があります。患者が増えているということは、いま行われている治療がその病気を治すに至っていないことを示していると考えられるからです。患者の側も、「みんなこの治療を受けているから」とか「偉い先生が処方してくれる薬だから」と、治療を何もかも医師任せにしていては、治るものも治らなくなる可能性があります。自分の身体を救うためには、その治療法がほんとうに治癒をもたらすものなのかどうかを感じとる当たり前の感覚、いわば、動物的な勘を働かせる必要があるのです。

第五章　病気と体調の謎が解ける免疫学

免疫をつくるしくみを知る

免疫は大切なものだ、といまではみんなだれもが知っています。では、免疫はどこからきたのか、どうやってできたのか？　それについては、あまり理解されていないようです。たしかに、突然身体に何かの異物が侵入すると、その異物に対して免疫ができ、免疫が一度できてしまえば、ずっとその異物が原因となる病気にはかからなくなる、というような現象があるということは知られています。しかし、免疫そのものが働いているしくみとなると、とたんにわからなくなってしまうようです。ですから、まず免疫というもののしくみについて、説明します。

私たちの身体というのはいろんな細胞からできていますが、ほとんどの細胞は本来かかえている多様な能力のごく一部だけを使って仕事をしています。腸の細胞は吸収する能力、神経の細胞はネットワークをつくって知覚を伝達する能力、また、生殖細胞だったら卵子や精子をつくる能力、というぐあいに、それぞれの細胞が使っている能力はひじょうに偏っています。ところが、私たちの身体の中にはそういう機能上の偏りを起こさないまま、単細胞生物時代だったころの細胞と同じように多面的な仕事をこなしている細胞が残っているのです。それが免疫に関わる細胞です。

単細胞生物といえば、いちばんにイメージがわくのはアメーバです。アメーバというのは、自分で栄養もとるし、動くし、異物が入ってきたらそれを消化したり、あるいは消化しきれなかったら吐き出したり、と生体が行うありとあらゆる活動をたった一つの細胞ですべて行っています。そういう細胞が、じつは私たちの身体の中にいまも残っています。それが白血球といわれる細胞です。白血球は、ガン化すると白血病を起こすことが、一般の人にもよく知られていますが、ふだんは身体の血液の中をくまなく循環しています。白血球は、異物が入ったときにその現場にちゃんとたどりつけるように、いつも身体中を巡回しながら監視体制をしいている細胞なのです。

マクロファージが白血球の元になった

一口に白血球といいますが、観察してみると、大きくわけて三つの種類があります。マクロファージ、顆粒球、リンパ球の三種類です。しかし、じつは、顆粒球とリンパ球は、マクロファージを元にして生まれたものなのです。ですからまず、マクロファージから、説明します。

マクロファージはその名の通り大型（マクロ）でのみこむ（ファージ）働きをもった細胞です。マクロファージはアメーバのように、異物が侵入するとのみこむようにして異物をとらえます。単細胞生物時代の細胞とそっくりです。進化の結果、人間の体の中にあるほとんどの細胞は一部の機能だけに専念するようになったのですが、マクロファージをはじめとする白血球は細胞本来の形を残し、細胞本来の働きに専念するタイプの細胞として残りました。私たちは人間にまで進化をとげたのに、いまだに、アメーバと同じような細胞であるマクロファージが残っていて、侵入する異物から身体を守っているのです。

　マクロファージは全身にくまなく分布していますが、存在している場所によって、さまざまな名前でよばれています。同じ細胞なのに、違った名前でよばれています。なぜこんな紛らわしいことが起こったかというと、医学の歴史が背景にあります。医学は、まず病理学の研究から進歩しました。病理学では、固定した細胞を顕微鏡で見て研究します。病理学者は、組織に固着している形のマクロファージを見て、それに名前をつけました。だから、マクロファージが動いている形をとらえたわけではありませんし、マクロファージが形を変えて、いろいろな場所に存在しているとは思っていませんでした。さらに、じつは、マクロファージは、存在している組織によってそれぞれ特有の形になるのです。それで、身体中に形を変えて存在しているマクロファージのそれぞれが、別々の種類の細胞だと思われてしまった時期がありました。その結果、マクロファージはさまざまな名前でよばれることになったのです。

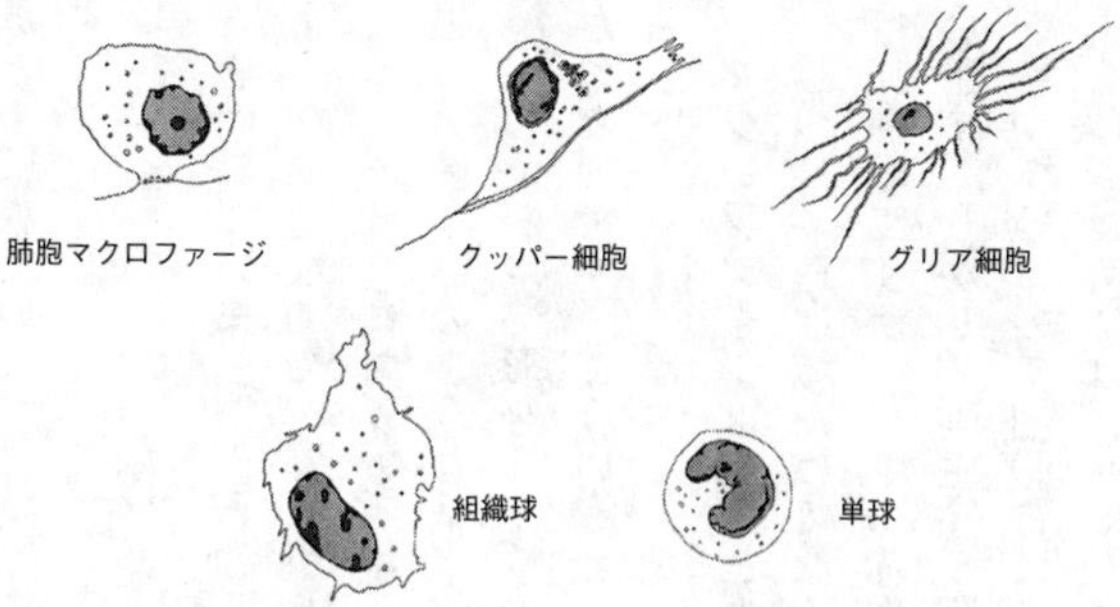

マクロファージは存在する場所によって形を変えるため、さまざまな名前でよばれてきた。

たとえば身体の上の方から順に見ていくと、脳にいるマクロファージはグリア細胞とよばれるし、肺にいるマクロファージは肺胞マクロファージ、肝臓にいるマクロファージはクッパー細胞とよばれます。血液を循環しているマクロファージもあるのですが、血液中を流れるときは、まんまるな形になっています。アメーバは動き回るとき、足みたいなものを出して、まるでタコのような形になっていますが、あの伸ばしたり縮めたりする足のような部分を偽足とよびます。マクロファージも基本的な姿のものは、偽足を出して固着したり動いたりします。しかし、血液の中を流れるときは偽足を出して組織に固着する形になっていると流れにくいものです。それで、まんまるになります。まんまるだから、単球と名づけられています。また、さまざまな組織全般に遍在しているマクロファージもいて、これは組織球とよばれています。関節にいるマクロファージもあって、関節マクロファージといいます。

このように、マクロファージはいろいろな名前でよばれて、あたかも雑多な細胞集団だと思われていました。ところが、これらをとりだして観察すると、どれも同じアメーバのような形になって、異物があればのみこむ、炎症があるとその場所へかけつけるという、まったく同じ性質をもっています。それで、ようやく研究が進んでふりかえってみた結果、アメーバのような基本的なマクロファージが全身にちらばっていて、存在している組織にしたがって形を変えるので違った名前がつけられていただけなのだ、ということがわかったのです。こういうわけで、マクロファージこそ、白血球の基本細胞なのです。

マクロファージは血液と血管の両方をつくりだした

じつは、白血球だけでなく、他の血球細胞もマクロファージから進化しました。たとえば赤血球ですが、ヒトの赤血球は核がなく、マクロファージと似ても似つかない姿をしています。しかし、両生類、爬虫類、魚類はまだ赤血球が脱核していません。ヘモグロビンをもっているので細胞質は赤いけれど、核もあります。つまり、効率よく、たくさんの酸素を運ぶためには、ヘモグロビンを細胞の中に山ほど蓄える必要があり、となると、核がじゃまになる、それでとうとう、哺乳動物に至って、赤血球は脱核、つまり核そのものをなくすことまでしたのです。

血小板もマクロファージが起源です。血小板はとても小さな細胞の破片で、血液を凝固させる成分です。数はとても多くて、血液中の一マイクロリットルに十～二十万も存在しています。この血小板も、もとをただせば、マクロファージから進化した巨核球という細胞です。骨髄でつくられているときはまだ血小板は巨核球で、骨髄から出る直前にこわれて破片化して、血小板になるのです。

血球細胞がマクロファージから生まれたように、血管を形成する血管内皮細胞もマクロファージから生まれました。生物はまだ進化が進んでいなかったころは、血管がありませんでした。造血組織と心臓はあるけれども、血管はなくて、それぞれの細胞の隙間にただ血液を送りこんでいるだけでした。ところが、臓器がだんだん複雑になってくると、ただ心臓の圧力だけで血液を送っていても効率が悪いので、血管が発達してきたわけです。流れる血球が進化して、管を形成したと考えられます。

マクロファージから進化しただけあって、血管内皮細胞も、いまだにマクロファージと同じような異物をのみこむ性質を残していて、だからこそ血液中の異物を排除できるようになっています。たとえば、血液の中に墨汁を入れたりすると、きちんと排除します。墨汁は、ひじょうに細かい、〇・一ミクロンくらいの微粒子が水に溶けたものです。それが血管にはいってくると、血管内皮細胞がどんどんのみこんで、血液中から排除します。のみこんだあとは、栄養にもならない、というわけで、はき出します。といっても、血液中にはき出すと元にもどすことになるので、外にはき出します。すると、マクロファージがやってきてのみこみます。マクロファージも、これは栄養にもならないし、酵素でも分解できないし、というわけで、時間をかけて腸に運んで排泄するか、あるいは肺に運んで痰にして出します。

進化によって白血球は機能を分化させた

マクロファージはアメーバと同じで、異物をそのままのみこんで処理します。だから、マクロファージから進化した白血球も、異物をのみこむ機能をもっています。貪欲にまるごと食べて処理するので、この機能を貪食能といいます。しかし、生物もだんだん進化するにつれて、環境が変わり、生物のしくみも複雑になり、処理しなければいけない異物も多様になったので、生体を守る細胞の働きを分担させるようになりました。そこで、基本のマクロファージもそのまま残りましたが、マクロファージから貪食能を強めた顆粒球と、貪食能を退化させた免疫をつかさどるリンパ球ができました。

さらに、人間の身体の中を観察してみると、この顆粒球とリンパ球が数の上では基本のマクロファージに負けないほどの数に進化して現在に至っているのがわかります。とくに、血液中に存在している白血球の割合を調べると、マクロファージは五%、顆粒球は六〇%、リンパ球は三五パーセントぐらいの比率です。基本のマクロファージよりも、むしろマクロファージから進化した顆粒球、リンパ球のほうが圧倒的に数が増えているわけで、血流中ではこれらのほうが重要な働きを担っているのです。

顆粒球はマクロファージが貪食能をさらに高めたものです。だから、細菌のような粒子の大きい異物を処理するのに優れています。大きな異物をまるごとのみこんで、消化酵素と活性酸素を使って分解するという形で処理します。貪食能のことを、英語ではファゴサイトーシスといいます。異物を膜で包んで、膜ごと自分の中へとりこみます。そして、とりこまれた細胞なり異物なりの膜を、細胞内顆粒によって破壊し、異物そのものを粉砕します。

細菌などの大きな異物というのは、だいたい細胞自身の百分の一くらいの大きさです。ところが、生物の身体の中へ侵入してくるのは、細菌のように大きな粒子の異物ばかりではありません。もっと粒子が小さくて、危険な異物もたくさん入りこんできます。たとえばウイルス、リケッチャなどの小さな微生物、細菌のだす毒素、消化酵素で分断された異

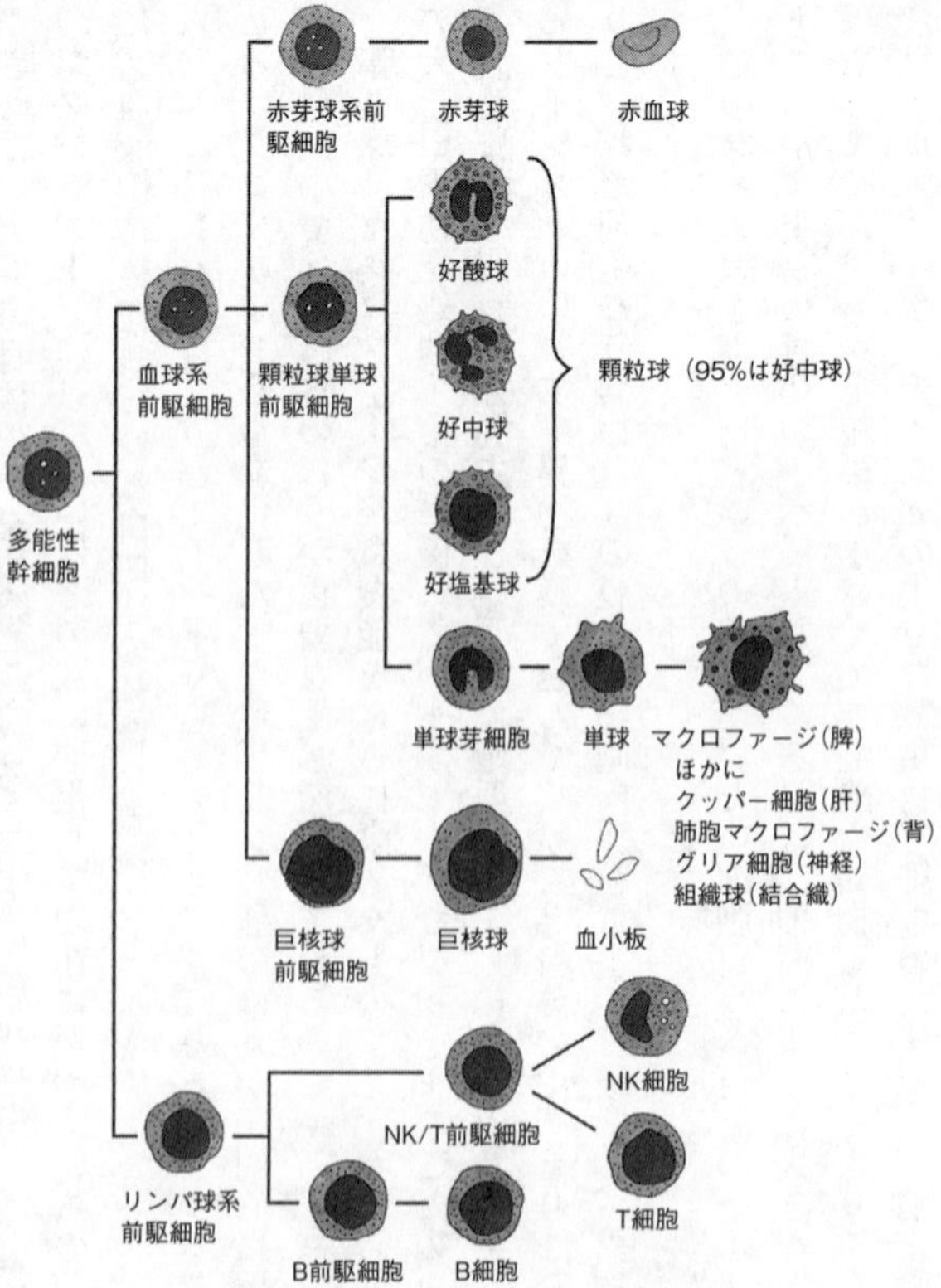

リンパ球も含めた血液の細胞はすべて、
多能性幹細胞から分化して生まれる。

（P.248イラストとも『絵でわかる免疫』より）

種タンパクや、空中からはいってくるいろんな危険な微粒子、花粉、ダニの死骸などが微生物などによって分解された果ての粒子など、微細な異物も処理しなければなりません。ところが、こうした微細な異物は、細胞の一万分の一くらいの大きさしかありません。あまりにも粒子が小さすぎるので、マクロファージののみこむ作用が誘発されません。そこでこんどは、のみこむのではなく接着させて異物をとらえます。貪食能を退化させて接着分子でとらえるという形の白血球が進化したのですが、それがリンパ球です。

リンパ球の膜の上にある接着分子は、インテグリン、セレクチン、免疫グロブリンなどのタンパク分子です。これらを複数組み合わせて、抗原を凝集しています。じつは、この接着分子は、細胞と細胞がくっつくためにも使われています。たとえば、マクロファージはどこかの組織に固着するときに、この分子を使っています。つまり身体中に接着分子は存在していることになります。

さらに、リンパ球の中でも、B細胞が抗体を出します。抗体というのは、リンパ球が抗原に対応するために、膜にある接着分子を自分自身から切り離して外に放出したものです。抗体は、タンパク分子です。体内のどこかに異物が侵入しても、B細胞は大きいのでそう簡単に血管を通ってかけつけるわけにはいきません。ところが、タンパク分子なら小さいので、B細胞は、タンパク分子である接着分子＝抗体を血液中や体液中に送りこん

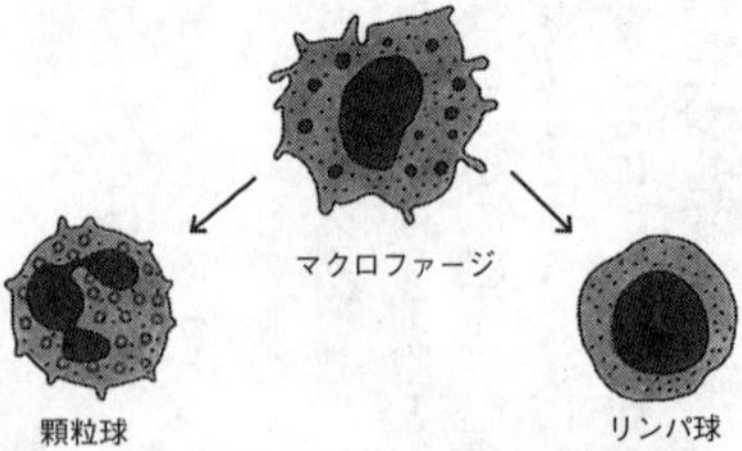

顆粒球もリンパ球も、マクロファージを基本に進化した。顆粒球はマクロファージの貪食能を高めて細菌処理にあたり、リンパ球は接着分子を使って、微細な抗原（ウイルスなど）を処理する免疫系をつくりあげた。

で、異物の処理を進めます。抗体は、腸や粘液や分泌物の中にまで放出されています。

このように、生物の進化にともなって、防御系、つまり有害な異物から生体を守るシステムも、進化してきました。長い間下等な生物は、マクロファージ一種類で防御していましたが、高等生物になるにつれて、原始的なマクロファージのほかに、食べる力をもっとつけた顆粒球と、逆に食べる力は退化させて接着分子で小さな異物をとらえるリンパ球、という二つの白血球を進化させて、防御系が完成しているのです。

顆粒球は大きな異物をのみこんで処理する

顆粒球は、異物をのみこむ力が強いだけでなく、のみこんだあとに消化する力も強力です。その力を発揮するのは、細胞質の中にたくさん存在している顆粒です。細胞質の中に顆粒がたくさん見えるから顆粒球という名前がついたわけですが、この顆粒の成分はさまざまな分解酵素です。グランザイム、リゾチームなどなど、いろんな分解酵素が小さな袋につまって、細胞質の中にたくさん存在しています。だから、細菌のような、比較的粒子の大きな異物をまるごとのみこんでも、分解することができるのです。これが、顆粒球の異物処理のしくみです。このとき、大量の活性酸素も使われています。

リンパ球は接着分子で小さな異物を処理

一方、リンパ球のほうは、顕微鏡で見ると、核ばかりがめだっていて、あとはほとんど細胞質もないような細胞です。あとでくわしく説明しますが、顕微鏡で見るためにとりだしたリンパ球は、じつは休んでいる細胞なのです。休眠状態です。だから、顕微鏡で見て研究していた病理学・組織学全盛の時代には、リンパ球というのは身体の中で役に立ってない細胞ではないかと思われていたほどです。核ばかりで、遺伝子情報はあるけれど、じっさいに働く細胞内小器官がない。ふつう、活発に働く細胞には、呼吸するためのミトコンドリアが必要だし、異物を消化する分解酵素を貯めおいている顆粒も必要だし、タンパク合成するための粗面小胞体やタンパクをまとめるゴルジ体というのも必要です。どんな細胞にもいろいろな活動を行うためにこれらの細胞内小器官が存在しているのに、リンパ球にはそれらがまったく見あたりません。その結果、一九六〇年代に細胞免疫の研究がはじまるまでは、リンパ球と免疫のつながりがわかっていなかったせいもあって、リンパ球は身体で使われていない細胞だと思われていました。リンパ節はその使われていない細胞を閉じこめておく袋だ、などといわれていた時代もあったのです。

ところが、免疫の研究が進むと、リンパ球は、対応する抗原が侵入するまで休んでいるだけだ、ということがわかってきました。抗体と反応する微細な異物が抗原です。抗原がはいりこんだことを察知するとリンパ球は目を覚まします。そして、分裂しながら、つまりクローンをつくりながら、細胞内小器官をつくりだして、抗原に対応するのです。じっさい、リンパ節の中の休んでいるときのリンパ球は小リンパ球とよばれるくらいで、細胞膜と核しかなくて小さいものです。それが、眠りから覚めると抗原と戦うために分裂しながら、他の細胞内小器官も発達させて、大リンパ球になっていきます。数の上でも、一つのリンパ球が十回くらい細胞分裂するので、戦うときには、千倍の数の大リンパ球が準備されることになります。

ウイルスに感染して起こる病気には潜伏期間がありますが、それは、休んでいるリンパ球が目覚めて、抗原となっているウイルスと戦えるまでにクローンを増やすのに時間がかかるからです。風邪をひくと、ほんとうに熱がでてぐあいが悪くなるまで必ず数日の時間が必要です。それは、先に説明したリンパ球の性質のせいなのです。リンパ球はふだん休んでいて、抗原がきてから分裂して、戦いの態勢を整えます。細菌がはいってきたらすぐにかけつけて即座に戦う顆粒球とは異なり、準備が必要なのです。

マクロファージがリンパ球に指示をだす

では、抗原がはいってきたことを、休んでいるリンパ球はどうやって知るのでしょうか？　その働きを担っているのが、サイトカインという物質です。サイトカインは、生体内活性物質の一つで、マクロファージとリンパ球の間、あるいはリンパ球どうしの間の情報を伝達する高分子の物質です。インターフェロンとかインターロイキン、TNFなど、いままでは五十種類ほど見つかっています。

白血球のすべてがサイトカインをだしますが、いちばん基本的なパターンでは、マクロファージがだします。体内のどこかに抗原となる異物が侵入して炎症が起こると、マクロファージは、その異物の性質を見わけて、違った種類のサイトカインをだし、他の白血球、つまりリンパ球や顆粒球に指令をだします。指令の内容によって、細菌性なら顆粒球がかけつけるし、ウイルス性ならリンパ球がかけつけて、抗原と戦います。逆にいえば、リンパ球は、マクロファージの指示がなければ、働けません。その証拠に、リンパ球だけを試験管内に集めて、抗原を入れても、免疫反応が起こらないのです。必ずマクロファージがいて、サイトカインをだしたり、抗原を提示したりしないと、リンパ球は働きません。いかにマクロファージが大切かわかります。

サイトカインの指令を受けて、リンパ球はどんどん分裂してクローンを増やしていきます。といっても、休んでいるリンパ球のすべてが出動するわけではありません。抗原の種類と対応するタンパク質（抗体）をもっているリンパ球だけが増えるのであって、別の抗原に対応するリンパ球は休んだままです。はじめて侵入してきた抗原に対しては、マクロファージが自分のもっているタンパク分子（MHCといいますが、これは後ほど説明します）の溝に抗原を入れて抗原を提示し、これをヘルパーT細胞というリンパ球が認識し、B細胞に伝えます。すると、B細胞がクローンを増やして、抗体をだし、抗原と戦いますが、戦いが終わった後、そのB細胞の一部は抗原を記憶して休みます。ですから、一度対決している抗原が相手なら、その抗原を記憶して休んでいるリンパ球がすでにあるので、二回めにはいってきたときはたいへんな数のクローンがあっというまにできてかけつけることになり、もうほとんど病気を起こさないうちにその炎症を止めてしまいます。ほとんどの抗原に対して、免疫はこのしくみで働いています。もちろん、侵入する抗原の種類に対して、強く対応できるもの、弱くしか対応できないものの差はありますが、一般的に免疫が成立することで知られている病気、たとえば、おたふく風邪やはしかなど、「二度かかりなし」の病気のしくみは、そういうことなのです。

リンパ球と抗原の戦いが終われば、戦いのあとに残った組織の残骸を片づけなければなりません。それは、またしてもマクロファージの仕事です。つまり、マクロファージは、免疫系において、最初の司令塔役と最後の片づけ役の両方を担っているのです。これは、マクロファージが、他の白血球の元になった基本形だからだと考えられます。マクロファージは、いわば白血球の親分なのです。

マクロファージは免疫系の基本をつくっている

このような免疫系のしくみが解明されはじめたのは、せいぜいいまから四十年前からにすぎません。一九六〇年ごろからリンパ球の研究が進みはじめて、免疫としての働きがわかってきたのですから、ごく歴史の短い分野です。だから、免疫というもののしくみがずいぶんややこしい形で一般の人たちに広まってしまい、なんだか不思議な世界が突然私たちの身体に備わったかのように理解している人もいるようです。しかし、私が長年研究してきてわかったことは、防御系としての免疫系も「個体発生は系統発生をくりかえす」法則に従って、発達してきたということです。

単細胞生物のアメーバとおなじように異物をのみこんで処理するマクロファージからはじまり、顆粒球ができて、やがて、のみこむには小さすぎる異物を、細胞の膜にあった接着分子でとらえて凝集させて処理するリンパ球が進化しました。しかし、顆粒球やリンパ球を動かす指示をだし、さらに、それらがとらえた抗原や、あるいは感染した細胞、傷ついた細胞を修復・処理するのはやっぱり最終的にはマクロファージです。

だから、マクロファージは免疫の基本といえます。マクロファージがなければ、免疫がうまく働きません。よく免疫の研究でリンパ球を試験管内にとりだすのですが、マクロファージをきれいにのぞいてリンパ球だけにしてしまうと、免疫の働きはほとんど起こりません。この事実からも、マクロファージが免疫の働きを調節していることがわかります。

また、リンパ球や顆粒球が先天的に欠損している胎児は誕生してから、なんとか生きながらえることができますが、マクロファージが先天的に欠損している胎児は、誕生することもできません。そのくらい、マクロファージは大切なものなのです。それに、マクロファージは免疫に関与するだけではなく、破骨細胞や骨形成細胞という骨の形成に関わる細胞にも深く関係していますから、マクロファージが先天的にないと、胎児の身体が完成しないのです。リンパ球の欠損した新生児も顆粒球の欠損した新生児も、感染に弱いので、無菌室に入ったり、抗生物質を使用したりと、生存するためにたいへんな苦労を強いられます。それでも、この世に生まれでることはできます。でも、マクロファージがない胎児はこの世に生まれ得るだけの身体をつくることもできません。マクロファージはそのくらい重要な働きを担っています。

顆粒球は免疫を成立させないで炎症を治す

ここまでの話で、防御系におけるマクロファージ、顆粒球、リンパ球の大まかな役割が理解できたと思います。ですから、ここからは、マクロファージの指令を受けた顆粒球とリンパ球が、それぞれどのように働いて身体を守るのかを説明しましょう。

白血球全体に占める、顆粒球、リンパ球の割合は、顆粒球が六〇%で、リンパ球が三五%です（残りの五%はマクロファージです）。どうして顆粒球のほうが多いのでしょうか？　これはやはり、必要とされる機会、戦う機会が多いからです。やはり私たちの身体の中に侵入してくる異物としては細菌のほうが圧倒的に多い。だから顆粒球が多いのです。顆粒球と細菌との戦いは、化膿性の炎症を起こして治癒するという形です。傷口が化膿したり、あるいは手術後の傷口が化膿するのは、どれも顆粒球が戦っている現場です。

また、そういう目に見える外側の場所だけではなく、たとえば腸の粘膜が炎症を起こしたり、潰瘍になる場合というのは、たいてい常在菌のいる場所で、顆粒球が戦っているために炎症が起こっているのです。

顆粒球と異物との戦いの場合、免疫は成立しません。たとえばニキビが治ったからといって、もう二度とできないということはありません。ニキビですが、ニキビはリンパ球の炎症ではありませんから、何回でもかかります。何らかの菌に感染して食中毒を起こして、やがて治ったという場合も、同じです。二度と食中毒にならない、ということはありません。

つまり、防御系の六割を占める顆粒球の世界では、免疫を起こさずに治っているのです。この事実を知らないと、私たちが免疫力を高めて病気から逃れようということの意味が通じなくなってしまいますから、注意していただきたいです。たいていの免疫の本や教科書は、身体を守るしくみをみんなに教えようとしながら、顆粒球の働きは完全に省いてしまっています。防御系の半分以上の割合を占める顆粒球の仕事をみんな無視しているから、話がわからなくなってしまうのです。顆粒球のことを理解しないまま、一生懸命免疫のことを勉強した人たちは、病気のすべてはリンパ球の免疫で治るんだ、という誤解をもってしまいます。だから、本質が見えてこないのです。

私の提唱する免疫学の特徴は、まず、炎症の六割は顆粒球で処理されていることをきちんと理解することにあります。そして、これは後で説明しますが、もう一つ大事なこととして、顆粒球は、細菌の侵入による炎症を処理するために増えるだけではなく、ストレスを受けたときに増えるということがあります。この部分がさまざまな病気の謎解きに深く関わってくるのですが、これについてはのちほど説明します。

リンパ球は漿液性の炎症を起こす

今度は、残りの三五％を占めるリンパ球ですが、リンパ球の炎症はカタル性の炎症といって、サラサラした漿液《しょうえき》がたくさん出る炎症です。前にリンパ球はウイルスと戦うと述べました。たとえば、風邪のひきはじめに鼻水が出ますが、あの、サラサラした漿液性の分泌を伴う炎症はリンパ球の戦いがはじまったサインです。そのほかに、フレグモネ性といって、赤く腫れあがる炎症があります。膿まないで赤く腫れあがる炎症ですが、これもリンパ球の炎症です。とくに虫に刺されて毒が注入されたとか、クラゲに刺されたとか、蜂に刺されたときに赤く腫れあがる炎症がそうです。それから、結核に感染しているかどうかを調べるのにツベルクリン反応を見ますが、あのときに赤く腫れあがるのもフレグモネ性の炎症ですから、リンパ球の働きです。さらに、よくアレルギー炎症といっているのがリンパ球の炎症です。

つまり、顆粒球の炎症は化膿性の炎症、組織破壊の炎症で、リンパ球はカタル性かフレグモネ性、アレルギー性の炎症、と違いがはっきりしていますから、炎症の状態を見ただけで、顆粒球とリンパ球のどちらで戦っているのか、すぐに区別できます。おもしろいことに、炎症というのは、局所で起こっても必ず血流中に変化が現れます。よく感染を起こしたときに血液検査するのは、局所の炎症も必ず血中にその影響がでるからです。だから、血液の白血球の状態を調べて炎症の有無を診断できるのです。

白血球は自律神経の支配を受けている

さきほど、顆粒球とリンパ球の比率は、六〇対三五（残りの五はマクロファージ）である、と述べましたが、この比率はつねに固定されているわけではありません。白血球の割合の日内リズムと、年内リズムを調べる機会があり、結果を見るとかなり狭い範囲ではあるけれど、必ず規則正しいリズムをもって変化していることに気がつきました。では、その変化を起こすものはなんだろう、と研究していて気がついたのが、白血球は自律神経のコントロール下にあるという事実でした。

これはじつは、私が最初に見つけたわけではなく、私が学生時代に講義を受けた東北大の講師である斉藤章先生が見つけて、概略はほとんど完成して発表した説です。顆粒球は交感神経の支配を受け、リンパ球は副交感神経の支配を受けている。この事実を斉藤先

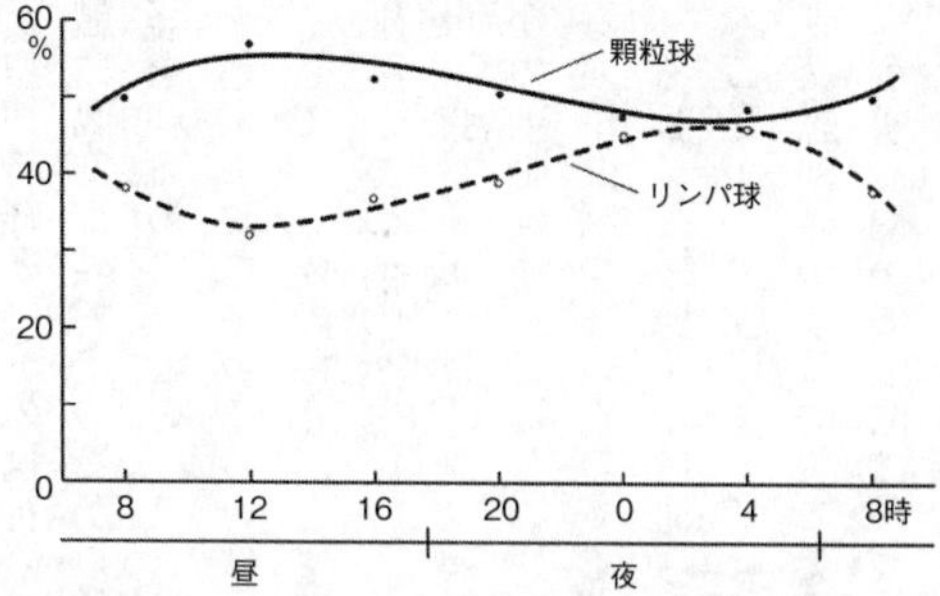

顆粒球とリンパ球の日内リズム。活動＝交感神経優位の日中は顆粒球が血中に増え、休息・睡眠＝副交感神経優位の夜間にはリンパ球が増える。

生はいまから五十年も前に発見して報告していました。私はその講義を聴いていたので、斉藤先生の理論をさらに進めていこう、という気持ちをもち続けながら研究していました。すると、白血球の周期的なリズムも、量的な変化もみな、自律神経支配が関与しているということがわかったのです。

自律神経は交感神経と副交感神経の拮抗状態で調節されています。交感神経は、働いたり運動したり、気持ちが高ぶったり、あるいはうんと悩んだりしたとき、つまり、人が興奮する状態のとき働く神経です。逆に副交感神経は、休息したり、ものを食べたり、あるいは眠ってしまうときに、ゆったりしたリラックスの体調をつくる神経です。この二つの拮抗状態がつくりだす、いわゆる自律神経というものが、私たちの身体のほとんどの細胞の働きを支配しています。そして、動きまわる白血球もその例外でないのです。

自律神経というのは神経のなかでも最初に進化した、歴史の古い神経で、ほとんど無意識に働く神経です。だから私たちが自分の意思の力で交感神経を緊張させたり、副交感神経をゆるめたりということはできません。でも、私たちが興奮することを通して交感神経を緊張させたり、あるいは休むことで副交感神経を優位にさせるということはできます。そして、身体のほとんどすべての細胞が自律神経の支配下にあり、興奮したときは、この細胞とこの細胞が働けばあとは休んでいてほしい、と交感神経が指令をだし、逆に今度は、食べるときは、副交感神経が働いて、消化吸収に関係する細胞は活動するけれど、ほかの細胞は休んでほしい、というぐあいに、細胞間の協力態勢をつくり、人間を行動させるのに役立っているのです。

そして、循環する白血球ももちろん、この自律神経の支配下にはいって調節を受けていることが、実験によってはっきりと確認されました。自律神経は一日のうちに交感神経と副交感神経がゆるやかに交代するリズムをもっています。朝起きて夕方に向かって交感神経がゆるやかに優位になっていき、夜になると休息する時間に向かってこんどは副交感神経が優位になっていきます。そこで、この自律神経の日内リズムと白血球の割合がどう連動するかを調べてみました。四時間おきに採血して調べてみたところ、みごとに、交感神

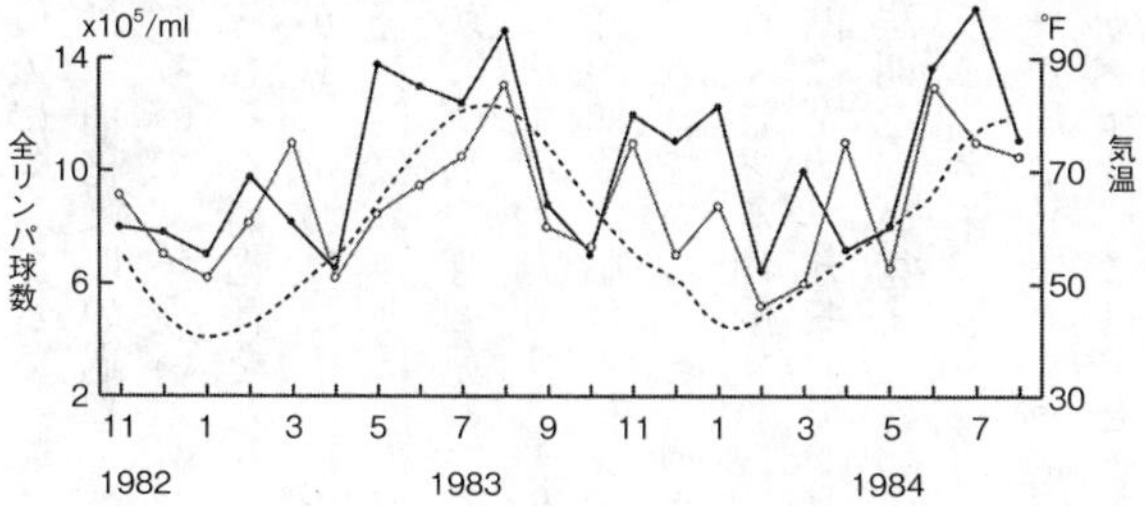

リンパ球の数は、年内リズムにも合わせて変化する。気圧のリズム（破線）と比べてみると、夏は副交感神経優位のリンパ球体質、冬は交感神経優位の顆粒球体質になりやすいことがわかる。

経が優位になると顆粒球が増え、副交感神経が優位になるとリンパ球が増えるというリズムが現われていたのです。また、一年を通じて、人間の身体は冬は交感神経が優位になりやすく、夏は副交感神経が優位になりやすいということが知られています。そこで、この自律神経の年内リズムにも白血球は支配されているのだろうかと調べてみたところ、やはりこちらも一致していました。冬は顆粒球が多め、夏はリンパ球が多めの白血球のバランスがつくられていたのです。

　白血球が自律神経に支配されているという事実は、身体を守るためにたいへん意味のあることです。私たち生物が興奮するときというのは、基本的に活動するときです。活動すれば、手足が傷ついたりします。すると、いろんな細菌が侵入してくる。だから、顆粒球を増やしておいて、そうした細菌の侵入に対して身体を守るようにできています。反対に、ものを食べたり、休息をとるときは、消化吸収の過程で消化酵素によって分断された微細な粒子が組織に侵入する危険性があるので、そういうときにはリンパ球が働く必要があります。さらにリンパ球というのはそもそも消化管をとりまく形で進化がはじまっています。消化管といっしょに働く必要性があったわけです。消化管は、その活動が副交感神経に支配されていますから、副交感神経が優位のときに消化管が活動します。となると、そのときにはリンパ球も働くわけですから、消化管と免疫系の関係には協力態勢ができていて、防御が完成しているのです。

よくゆったりすると免疫力が高まる、といわれていますが、ゆったりすると、副交感神経が優位になってリンパ球が活発になり、免疫機能が高まります。白血球が自律神経に支配されていること、つまり、交感神経優位で顆粒球が働き、副交感神経優位でリンパ球が働くことを理解すれば、私たちが日頃経験して知っていること、感じていることを、科学的に証明できるのです。白血球は自律神経の支配を受けている。自律神経の白血球支配の法則をぜひ覚えておいていただきたいです。

ここ数年、私自身の先入観があって、「リンパ球がアセチルコリン受容体をもち、顆粒球がアドレナリン受容体をもつ」と述べたとき、リンパ球にはアドレナリン受容体がなく、顆粒球にはアセチルコリン受容体がない、というニュアンスで話をしていました。し

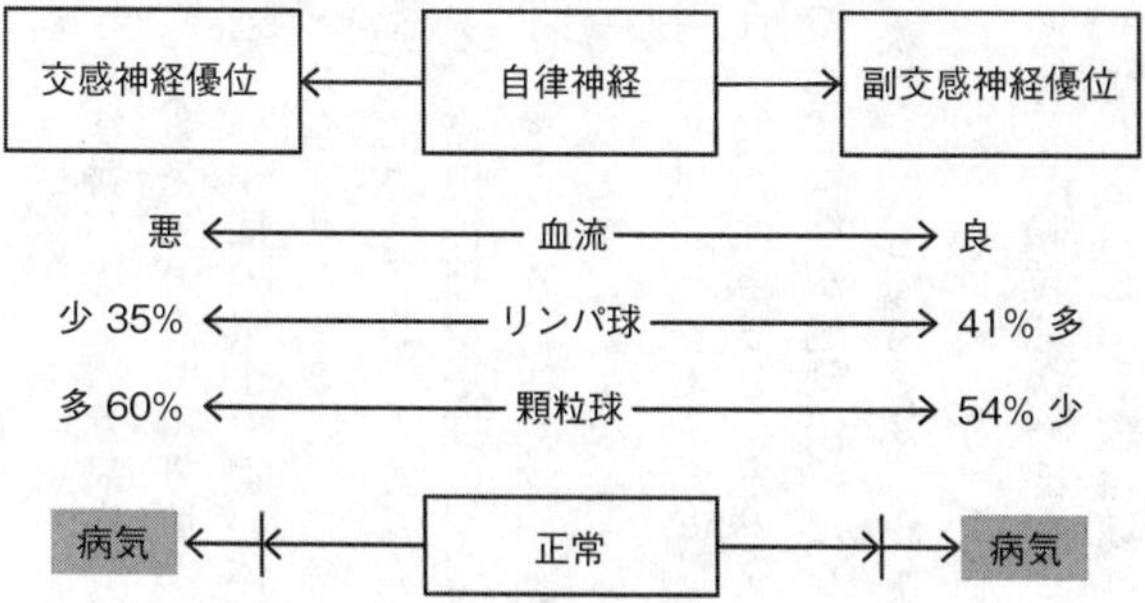

自律神経（交感神経・副交感神経）、白血球（リンパ球・顆粒球）のバランスと病気の関係。

かし、もうすこし正確な説明をする必要があると思うようになりました。つまり、私たちの身体のすべての細胞は、みなアドレナリン受容体とアセチルコリン受容体の両方をもっていて、リンパ球や顆粒球も例外ではないようなのです。

たとえば、腸の平滑筋は副交感神経に支配されて副交感神経刺激で働いていて、交感神経刺激を受けると、働きが抑制されます。それと同じように、リンパ球も、副交感神経刺激で働き、交感神経刺激で働きが抑制されている、と理解したほうが正確なのだと考えられます。顆粒球の場合は、ちょうどその逆です。つまり、どちらかの受容体の数が少ないとか多いということが重要なのではなく、どちらの刺激に対して働いたり休んだりするのか、ということが重要なのです。

自律神経の失調が病をつくる

そもそも、全身の細胞が自律神経支配を受けるのも、白血球が自律神経支配を受けるのも、いかに効率よくよい体調をつくり、よい防御態勢をしくかという目的のためです。ところが、私たちの人生には、ときにはやたらに無理したり、やたらに悩んだり、あるいは逆にごちそうはたくさん食べるのにさっぱり運動しなかったりすることがあります。すると、交感神経が過度の緊張状態におちいったり、副交感神経が過剰に優位になったりします。そういう自律神経がアンバランスになることが長い人生のあいだにはだれにでも必ずあります。そんなときに、自律神経の失調状態となり、体調や防御系に不利に働くのです。つまり、交感神経の過剰では顆粒球が増えすぎ、副交感神経優位が続きすぎてリンパ球が増えすぎるというパターンで体調不良やほんとうの病気が起こるのです。

交感神経が過剰優位になって顆粒球が増えすぎると、体内の常在菌を顆粒球がどんどん攻撃してしまうため、化膿性の炎症が発現しやすくなります。さらに、顆粒球というのは、ふだんは古くなった組織を壊していく、つまり、新陳代謝の活力になっています。となると、顆粒球が増えすぎると、新陳代謝が進みすぎて、古くなっていない組織まで攻撃してしまいます。顆粒球は、顕微鏡で見てみると不思議な形の核をもっています。核がくびれているのです。人間の身体にはひじょうに多くの種類の細胞がありますが、核がくびれているのは顆粒球だけです。細胞が死ぬときは、核断裂（アポトーシス）といって、核がねじ切れるのですが、顆粒球の核は、まるで生きながら死にかけているような形をしています。だから、顆粒球は寿命がとても短いのです。たとえば脳細胞などは、人間の一生にわたって生きていたりしますが、顆粒球はほんの二日くらいで死んでしまいます。

潰瘍の原因は顆粒球過剰だった

顆粒球が死ぬときにその核が壊れると、細胞の中にはいっていた活性酸素が放出されて、まわりの組織を酸化してしまいます。だから、顆粒球があまりに増えると、そのあとまわりの細胞もみんな死ぬわけで、そのときに組織をどんどん破壊してしまうのです。胃潰瘍や十二指腸潰瘍は、まさにこのしくみで起こっています。何かストレスがかかってひどく悩んでいると、交感神経が過剰に優位になる。すると顆粒球が増えすぎて、身体の中の細菌を攻撃し、さらに組織を攻撃してしまいます。そしてついに潰瘍ができてしまうのです。

長い間、胃潰瘍は胃酸過多で起こる、といわれていました。その後、ヘリコバクター・ピロリ菌が原因だともいわれました。しかし、研究の結果、胃潰瘍はあきらかに交感神経緊張状態がもたらす顆粒球増多が引き起こしていることがはっきりしました。ストレスがかかると、顆粒球が増えて、胃もふくめた身体中の粘膜におしかけ、そこへ、ヘリコバクター・ピロリ菌などの刺激によって、活性酸素が産生され、粘膜組織を破壊していきます。これが、胃潰瘍発症のプロセスです。ヘリコバクター・ピロリ菌が粘膜破壊の主役でないことは、この菌をほとんどもっていない二十歳代の若者でも、強い恐怖や刺激にさらされると胃潰瘍を起こすという実験結果からもわかります。これで、胃潰瘍の胃酸原因説、ヘリコバクター・ピロリ菌原因説は否定されました。私はこの研究を論文にまとめました。論文は三年前、アメリカの消化器医学専門雑誌 *Digestive Diseases and Sciences* に掲載されました。

顆粒球とリンパ球それぞれの過剰状態が起こす現象を理解すると、さまざまな病気が起こるメカニズムが見えてきます。病気というのは、何か遺伝子異常が背景にあって起こるとか、あるいは、生体の何か原因不明のことが起こって発現するのだろう、と考えている人も多いようですが、それでは人間の身体に病気が起こるメカニズムがつかめません。しかし、顆粒球の過剰反応とリンパ球の過剰反応を理解すれば、私たちがかかる病気の少なくとも九割ぐらいは、この自律神経（交感神経と副交感神経）と白血球（顆粒球とリンパ球）の過剰反応によって起こっているのだ、ということがわかってきます。ですから、今度はリンパ球の過剰反応が病気を起こすしくみを説明しましょう。

リンパ球過剰が過敏体質をつくる

リンパ球が過剰になると、抗原に過敏に反応してアレルギー疾患が起こりやすくなるという形で破綻が起きます。このメカニズムを説明するために、まずリンパ球のことをもうすこしくわしく説明します。

リンパ球というのは、突然貪食能を退化させ、接着分子を進化させて、現在の形になったのでしょうか？　そうではなくて、たくさんの段階を経て、いまの状態にたどりついたのです。マクロファージから顆粒球が生まれたように、リンパ球もマクロファージから生まれました。リンパ球にはＮＫ細胞、胸腺外分化Ｔ細胞、Ｔ細胞（Ｔｈ１細胞、Ｔｈ２細胞、傷害性Ｔ細胞）、Ｂ細胞（Ｂ-１ａ細胞、Ｂ-１ｂ細胞、Ｂ-２細胞）という種類があるのですが、この中で最初に生まれたのが、一般の人にはガン細胞を攻撃することで知られているＮＫ（ナチュラル・キラー）細胞です。

ＮＫ細胞というのは、マクロファージから進化したてのほやほやの細胞です。別名、大型顆粒リンパ球ともよばれていますが、よく見るとマクロファージとたいへんよく似た形をしています。マクロファージは偽足を出してアメーバみたいに動きまわるし、細胞質内

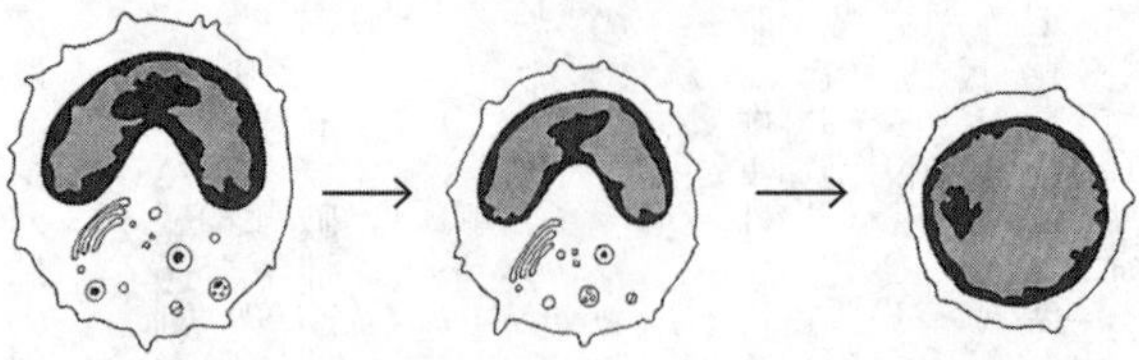

白血球の系統進化の過程。マクロファージから最初にNK細胞が生まれ、それから胸腺外分化T細胞、つぎに胸腺由来T細胞が進化した。

顆粒と、腎臓型の核をもっていて、異物をのみこむところの顆粒で消化します。ＮＫ細胞は、マクロファージほどは大きくありませんが、リンパ球の中ではいちばん大きいものです。だから大型といわれます。そして、顆粒リンパ球といわれるように顆粒がありますし、核もまだマクロファージに近くて、腎臓型をしています。ほかの、進化が進んだリンパ球になると核はまんまるですが、ＮＫ細胞はまだ腎臓型です。じっさいに観察すると、ＮＫ細胞はほんとうにマクロファージから生まれてきたのだ、ということが実感できます。

私以外、ＮＫ細胞がマクロファージから生まれたといった人はまだ世界にだれもいません。でも、私はその仮説をきちんと説明したいと思って、１９８５年にいろんな条件をつけてＮＫ細胞に細菌をのみこませる実験をしてみました。すると、条件さえ整えるとＮＫ細胞はリンパ球なのに、ちゃんと細菌をのみこみだしました。リンパ球は接着分子で異物をとらえるはずなのに、マクロファージみたいにたくさんはのみこめませんが、たしかにのみこむのです。条件次第では、NK細胞は異物をのみこんで処理するのです。

これを証明する実験では、黄色ブドウ球菌という細菌に血清をまぶしておきました。するとNK細胞はリンパ球なのに黄色ブドウ球菌をのみこみはじめるのが観察できました。つまり、進化してすぐのリンパ球は、まだマクロファージのような性質を残していたわけです。そもそも形を見ても、NK細胞には細胞質内顆粒がまだ残っています。進化したリンパ球はまんまるな形で顆粒はまったくありません。NK細胞はマクロファージから進化してまだ間もない細胞だということが、この事実からも示されています。この実験結果は、論文にまとめました。アメリカの免疫学の学術誌 *Journal of Immunology* に掲載されています。

身体の中の異常を監視する胸腺外分化T細胞の発見

NK細胞の次に進化して生まれたのは、胸腺外分化T細胞です。T細胞というのは細胞性免疫をつかさどる細胞です。細胞性免疫というのは、抗体をつくって放出するのではなく、自らが細胞ごと異物（抗原）のところにいって、細胞ごと抗原と反応する形で起こる免疫反応です。胸腺でつくられるので、胸腺にあたる英単語Thymusの頭文字をとってその名がつけられました。胸腺というのは、あばら（胸骨）の裏あたりにある、柔らかい脂肪のような組織です。胸腺でつくられるT細胞は、外からはいってくるウイルスなどの異物、つまり外来抗原から身体を守っています。

一九六〇年代に胸腺で発見されて以来ずっと、T細胞は胸腺でのみつくられている、と思われていました。しかし、私は一九九〇年に、このT細胞が、じつは胸腺だけでなく、別の場所、たとえば肝臓や腸管上皮などでつくられていることを発見しました。これを胸腺外分化T細胞とよびます（それに対して、胸腺でつくられるT細胞は胸腺由来T細胞とよびます）。そして、胸腺外分化T細胞がNK細胞の次に進化した古い細胞であり、さらには、この胸腺外分化T細胞とNK細胞が、外来抗原ではなく、身体の中の異常を監視している細胞だということを発見しました。

NK細胞やT細胞は、自らが抗原のところにいって、免疫反応を起こします。体内の細胞に入りこんだ異物を、レセプター（抗原と反応する受容体）で認識し、自分の細胞内にためておいた分解酵素などを異物が入りこんだ細胞に振りかけて殺します。T細胞はみずからが細胞ごと抗原のところにいって、抗原と反応するので、この反応は、細胞性免疫とよばれています。

これとは別に、B細胞とよばれるリンパ球があります。鶏の肛門の近くにある「ファブリキウス嚢《のう》（bursa of Fabricius）」という場所でつくられているのが発見されたので、その頭文字をとってB細胞とよばれます。人間を含む哺乳類にはファブリキウス嚢はありませんから、おそらく骨髄でつくられているのではないか、といわれています。B細胞は、免疫グロブリンというレセプターをもっていて、これで異物を認識し、さらに凝集させます。しかし、B細胞は、自分が異物のところにいくわけではありません。B細胞はレセプター（受容体）のついている抗体を体液の中に放出します。すると、抗体が体液中を流れて異物に接着し、抗原と反応します。このB細胞の免疫反応を、T細胞の細胞性免疫と区別して、液性免疫とよびます。体液の中を流れていくので液性です。つまり、T細胞とB細胞では、異物の処理の仕方がまったく違うのです。

T細胞と同じように、B細胞もB-1a、B-1b、B-2と、三段階で分化してきたのではないか、と私は考えています。NKやT細胞の系列のリンパ球でも、進化の浅いNK細胞や胸腺外分化T細胞は、自己応答性を発揮します。つまり自分の身体の中の細胞の異常に対応するのです。NK細胞がガン細胞を殺すのは、その一例です。同じように、B細胞のグループでも、進化の浅いB-1細胞は自己の内部異常に対応する抗体、すなわち自己抗体を放出します。こうしてリンパ球の種類をきちんと見わけていくと、免疫の基本は、自分の中に生じた異常細胞を排除するという役割から進化した、ということが推測できます。

いままで一般に紹介されてきた免疫の研究というと、ウイルスのように外から侵入してくる異物に対応する免疫ばかりでした。外来抗原を問題にするものばかりだったのです。だから、免疫の基本は自己と非自己の見わけがポイントだ、と強調されてきました。しかし、古い、進化レベルの低いリンパ球を研究してくると、免疫というものが、そもそも外来抗原を認識する形に生まれてきたわけではなかった、ということがはっきりしてきます。免疫は、非自己を見わけるというよりも、自己を認識しながら、その中に異常があったときに働くことがまず基本にあって、進化してきたのです。

生物の上陸とともに進化した胸腺|外来抗原向け免疫系

免疫細胞の進化、多様化は、生物そのものの進化と関わっています。生物が水棲から陸棲になると、T細胞やB細胞といった進化したリンパ球を育てる胸腺や骨髄という器官ができました。この胸腺ができてはじめて、生物の身体に外来抗原を集中して認識するシステムができたのではないか、と私は考えています。陸に上がったことにより、生物が出会う抗原の種類が格段に増えました。というのも、水中よりも空気中のほうが抗原になる物質があきらかに多いからです。さらに、空気中を動きまわることにより、身体を傷つける機会も、水中にいたときより、格段に多くなりました。となると、外来抗原向けのシステムを大きく発展させる必要があったのです。それで、胸腺が発達してきました。

それから、陸棲になったことに伴う代謝エネルギーの増大も、免疫系の進化を大きく促しました。水から酸素をとる世界から、空気から酸素をとる世界に変わったことによって、とり入れる酸素の量が一気に増えました。酸素が増えたから、使えるエネルギーも増え、前よりも活発に動きまわるようになり、重力対応もできるようになり、と、ありとあらゆる生体活動のスケールが大きくなりました。

空気中の酸素を使うようになって、動脈血の酸素濃度はだいたい五倍にはねあがりました。水には一％の酸素が溶けています。ところが、空気中は二〇％です。身の回りをとりかこむ酸素の量が二十倍になったのです。でも、血液の中までは二十倍にはならず、五倍になりました。それでも、とりこむエネルギーが五倍になったことで、代謝が亢進して、その結果、運動量も飛躍的に増加しました。その結果、抗原にさらされる機会もますます増えたわけです。そこで生物は、外来抗原向けの免疫システムをうわのせして生き延びたのです。

胸腺というのはそもそもエラから進化したものです。エラは生物が上陸して肺呼吸をしはじめると退化しましたが、全部は消えませんでした。我々の身体の中にまだエラの残骸が残っている、それが胸腺なのです。肺呼吸をするために、肺が進化して胸郭いっぱいに広がりましたが、そのとき、もともとエラだった成分が胸腺になりました。エラというのは、魚類にとっては、大量の抗原がぶつかってくる場所でしたから、そこにはリンパ球がたくさん存在していました。それが上陸したときに、肺の拡大に押される形で胸郭におちていって胸腺になりました。そして、その胸腺は、エラだったときにももっていた、外来抗原向けのシステムを引き受けています。

これは、生物の進化の上では、ひじょうに大きな変化です。この外来抗原向けシステムがどうやってつくられたのかを、もう少し説明しておきます。水棲動物だったころ、エラにあったリンパ球は、九五％が自己異常を発見する自己応答型のリンパ球で、残りの五％が外来抗原に対応していました。これは先ほども述べたとおり、水の中では外来抗原が圧倒的に少なかったからです。ところが、陸に上がって、いろんな外来抗原に対応しなければいけなくなったので、エラを胸腺に進化させつつ、自己応答性の九五％のリンパ球を死滅させて、残りの五％の外来抗原向けリンパ球だけを温存するようになったのです。五％がどんどん分裂して増えて、巨大な免疫組織をつくったことによって、胸腺にある生きたクローンは全部外来抗原向きになったのです。

つまり、外来抗原をとらえる免疫システムは進化の進んだ段階でできた、いわば、新参者の免疫系です。ところが、免疫の研究の歴史を振り返ると、進化した免疫系ばかりを研究してきたために、免疫学者たちは免疫というのは外来抗原を認識するものだ、ときめつけてしまいました。自己と非自己を認識する系だ、それがすべてだと思ってしまったわけです。しかし、胸腺外分化するT細胞や、NK細胞、自己抗体を産生するB-1細胞などの研究が進んでくると、じつは、免疫システムというものがそもそもは自分自身を見つめるシステムだった、ということがはっきりしてきました。自分の中に異常化した細胞があればそれを攻撃して速やかに排除する、そういう防御システムが最初にあって、そこから進化して、いま私たちの体は外来抗原に対してたいへん微妙かつ巧妙な免疫を成立させています。外来抗原向けの免疫系は、生物が上陸したあとでうわのせされた新参者の免疫系なのです。

古い免疫系が病気の謎を解く

残念ながら、ふつうの免疫の教科書はいまでも、新参者の免疫の話に九九％ぐらいのエネルギーを使ってしまい、私が発見した胸腺外分化する免疫細胞のことには、ほとんどふれていません。自己異常を起こした細胞、つまりガン細胞を殺すNK細胞についてはすこしはふれていますが、記述はとても少ないのです。これでは免疫系の働きと病気のしくみという、全体の謎を解くことはできません。なぜかというと、じつは、ガン、自己免疫疾患、加齢による障害、妊娠、細胞内寄生する原虫感染症（マラリアなど）、さらに移植したあとに起こるGVH病など、原因不明といわれてきた難病に関わる免疫は、すべて古いリンパ球との関わりで起こっているからです。

これらの難病にかかると、自己抗体が産生されて、自己応答性のT細胞が対応しています。それは、胸腺や骨髄でつくられる進化した新しいT細胞、B細胞が関わる世界ではないのです。たしかに、数の上では進化したT細胞、B細胞は膨大で、じっさいリンパ節や脾臓のほとんどを占めています。でも、難病を考えるときには、古い免疫系がひじょうに大切なのです。

では、古い免疫系はどこにあるのでしょうか。リンパ節や脾臓にはほとんどありません。もちろん胸腺とか骨髄にもほとんどありません。どこにあるのかというと、消化管のまわりと、消化管から進化した肝臓、あとは外分泌腺のまわりにあります。外分泌腺というのは、唾液腺とか、顎下腺のことです。それから、子宮のように、分泌をさかんに起こしているような性組織のまわりにもひじょうにたくさんあります。

消化管のまわりに古い免疫が発達している理由は、消化酵素が食べ物をアミノ酸のレベルまで分解していないためだと、私は考えています。消化酵素はタンパク質を分解しますが、アミノ酸一個のレベルまでは分断していません。ペプチドのかたまり、アミノ酸が複数つながったかたまりまでにしか分断していないので、抗原となる可能性があります。だから免疫組織が必要とされたのだと思います。また食物といっしょにウイルスなどの侵入も起こりますから、それに対応するためにも、消化管のまわりには免疫組織が必要なのです。

個人間の差異をつくるMHC

リンパ球の進化と働きを知る上で、もうひとつ絶対知っておかなければならないのが、主要組織適合抗原です。英語ではMajor Histocompatibility Complex Antigenといいますので、これを略してＭＨＣともよびます。これは、抗原を提示するタンパク分子ですが、個人間でアミノ酸の配列に違いがあります。よく、臓器移植で問題になる拒絶反応が起こるのも、このタンパク分子が個人個人で違っているからです。

私たちヒトは、サルと遺伝子を比べると、ＤＮＡがたった一・三％しか違いません。ネズミと比べてやっと二〇％の違いです。タンパク質の組成で見れば、哺乳動物はみんなたいへん似ているのです。ですから、ヒトの個人間で遺伝子を比べれば、ほとんど違いがありません。もう九九・九%同じです。ところが、個人間でたった一つだけ違ったタンパク分子をつくる遺伝子があるために移植の拒絶反応が起こるのです。そのタンパク分子が、主要組織適合抗原です。

ヒトの遺伝子には数十万の種類があり、いろいろなタンパク分子がつくられています。しかし、ほとんどの分子は個人間で共通しています。ところが、MHCだけは個人間でアミノ酸配列が少し違うのです。MHCは移植したときに拒絶になるか、ならないかを決めている組織適合の主要なタンパク質として見つかりましたから、こんな名前がつきました。

このMHCの違いがあるがゆえに、組織を移植すると拒絶が起こって、免疫抑制剤を使わなければならなくなります。あるいは骨髄移植の場合、主要組織適合抗原が合う個人を必死で探さなければならないのです。このたった一つのタンパク質の違い、主要組織適合抗原のアミノ酸配列が個人間で違うために、それを移植されると、移植された側のリンパ球のMHCが、免疫系が自分にはない異種タンパクだと認識して、攻撃して、移植の拒絶が起こるのです。つまり、移植は、リンパ球の反応で拒絶されている、はっきりとした免疫現象の一つなのです。

MHCというタンパク質は、タンパク質の中でいちばん、こわされるのもつくられるのもはやい、つまりいちばん代謝がはやいタンパク質で、私たちの身体のすべての細胞がもっているタンパク質です。だから、人の身体というのは、どの部分を移植しても拒絶反応が現れるのですが、ＭＨＣが少ない場所なら、免疫抑制剤で身体全体の免疫を抑制しておけば、なんとか拒絶を抑えることができます。たとえば、腎臓とか、肝臓がそうです。これらの臓器では、ＭＨＣの発現が比較的弱いので、免疫抑制剤を使用すれば、移植そのものが成功する例は多いのです。ただし、その場合には、免疫抑制剤を服用し続けなければならないので、移植後、時間が経つにつれて、免疫抑制による弊害がさまざまな形で現れます。風邪にかかりやすくなったり、小さな傷でも化膿しやすくなったり、さらには発ガンするケースも少なくありません。

一方、皮膚の細胞やリンパ球には、ＭＨＣのタンパク質が多く発現していますから、皮膚の移植やリンパ球の移入はひじょうに難しく、なかなか成功しません。とくに皮膚は、免疫抑制剤を使っても、けっして他人に移植できないほどです。

種が保存されたのはＭＨＣのおかげ

なぜＭＨＣが個人間で移植の拒絶を起こすほどに多様化したのでしょうか。それは種としての生存のためではないかと考えられます。生物の歴史上、さまざまな脅威、つまり微生物やその毒、その他の外来抗原にさらされて、その集団が絶滅の危機にみまわれることが頻繁にありました。おそらく、そうした脅威によって、絶滅した種もたくさんあったことでしょう。ところが、哺乳動物になると、ＭＨＣの多様化が集中的に起こっています。哺乳動物というのは、そもそも体力的には脆弱な生きものです。ですから、種として生き延びる戦略としてＭＨＣを多様化し、それぞれの危険な外来抗原に対して強い個体と弱い個体をつくりだしたのでしょう。

わかりやすい例をいえば、中世のヨーロッパで猛威をふるったペストです。ある一つの村でペストの感染が起こると、だいたい村の人口の四分の三までが死亡したといいます。ところが、それほど致死率の高い病気なのに、けっして全滅はしませんでした。生き延びたのはペストに感染しながらも、症状が大きくでなかった人です。病気の症状は、外来抗原に対する免疫反応の発現でもあります。それが異常に激しく起こると、高熱をだしたり、脳炎を起こしたりして、自らの生体にダメージを与えてしまいます。かといって、免疫反応が弱すぎても、その抗原があたえる害を体内にはびこらせてしまいます。つまり、免疫反応は弱すぎても強すぎてもいけないのです。だから、抗原をほどよくとらえて、ほどよく免疫反応を起こす、というのが、治癒への道であり、疫病の流行の中で生き残る個体は、そういう「ほどよくとらえる」ＭＨＣをもち合わせていた個体です。そうやって、

ＭＨＣを多様化させることで、個人間で免疫反応の強さを変えることができ、種としての生存・繁栄が図られたのです。

このＭＨＣの多様化はネズミでも観察できますから、哺乳類の進化のかなり早い段階で起こったと考えられます。霊長類の中からヒトに進化したのは五百万年前だといわれています。ところが、このＭＨＣの多様化は、三千万年前にはじまったといわれています。つまり、ヒトになる以前の原始霊長類のレベルどころか、霊長類よりもっと前からはじまったのです。恐竜が絶滅したのは五千万年前ですが、そのころには、哺乳類は出現していて、食虫動物（虫を食べる動物）、夜行動物として生きていました。しかし、害や毒のある食べ物を一つの種がみんなで食べてみんなで死んでしまっては、種として存続できません。だから、そうやって生き延びていく過程で、種として生存し続ける戦術として、抗原をくっつけるタンパク質を哺乳類の身体が個体ごとに変えはじめました。だからこそ、哺乳類は生き延びてヒトにまで進化してきたわけです。しかし、せっかく多様化したのに、今度は人間が勝手に移植をはじめたから、多様化したタンパク分子が拒絶反応を起こしてしまっています。皮肉なことです。

ＭＨＣにも古い由来のものと新しい由来のものがある

さらにおもしろいことに、ＭＨＣにも進化で個人間での多様化の進んだ新しいＭＨＣと、進化の進んでいない、多様化のない古いＭＨＣがあるのです。前に、進化したＴ細胞、Ｂ細胞は胸腺と骨髄でつくられて、リンパ節と脾臓にあり、ＮＫ細胞や胸腺外分化Ｔ細胞などの古いリンパ球は腸管と肝臓と外分泌腺、あと子宮に存在していると述べました。ＭＨＣも新しいものと古いものが同じように分布しているのです。三千万年前に進化し、多様化したＭＨＣだけではなくて、進化、多様化にとり残された古いＭＨＣも私たちの身体に残っています。これはわかってからまだ十五年しかたっていない、たいへん新しい発見です。そして、その発現場所が腸管と肝臓と外分泌腺と子宮なのです。

となると、私たちヒトの身体というのは、もとをただせばそもそもアメーバのマクロファージから進化してきたわけですが、その過程で、リンパ球が進化しただけではなくて、抗原を提示するタンパク質、ＭＨＣの進化も並行して起こってきたという仮説がたてられます。だからこそ、進化にとり残された臓器にはいまでもそういう古いリンパ球が残っていて、古いＭＨＣにはいった抗原を認識しているのでしょう。一方で、新しいリンパ球は新しいＭＨＣにはいった抗原を認識しています。こうして、タンパク質分子のレベルでも、内部監視と外来抗原対策の二つに役割をわけているのです。

年をとると免疫系が新旧交代する

さらに、新しい免疫系と古い免疫系は、私たちの一生を通じて、引き受ける役割の大きさを変化させています。新しい免疫系の中心となっている胸腺という臓器は、出生後、二十歳ぐらいまでは重量を増していき、その後は加齢とともに退縮していきます。若くて胸腺が大きいうちはリンパ節も脾臓も充実していますし、そこには進化したT細胞、B細胞が満ちあふれています。ところが、年をとるとだんだん胸腺が縮まってきて、それからすこし遅れてリンパ節や脾臓が萎縮をはじめます。すると、若いときは細々と活動をしていた腸や肝臓、外分泌腺のリンパ球が目を覚ましたように活発になってきます。

また、加齢現象とは関係なく胸腺が縮まることがあります。それはストレスがかかったときです。ストレスがかかると、グルココルチコイド・ステロイドホルモンが分泌されます。このホルモンがでると、一気に胸腺が縮まって、その結果、リンパ節と脾臓が萎縮します。すると、新しい免疫系が活発でなくなるかわりに、古い免疫系が活発になります。胸腺が縮まって、リンパ節の萎縮がはじまると、必ず腸管と肝臓のリンパ球が増えてきます。つまり、古い免疫系が異常自己抗原を認識するようになるのです。ストレスがかかると、二つの免疫系の働き方がまったく逆転するのです。

実は、これはひじょうにうまくできているしくみです。私たちの身体には、年をとると異常自己細胞がいっぱいできてきます。年月を経て、タンパク質の酸化、脂質の酸化も起こります。だから、皮膚はしわしわになるし、老廃物がたまるから、身体の表面にもシミ、老人斑がはっきりと目に見えて現れてきます。そういう老化は、身体の表面だけで起こっているわけではなく、身体の中でもたくさん起こっています。老廃物をかかえこんだ細胞や、劣化した細胞は、やっぱり壊して捨てたほうがいいものです。そこで、自己応答性をもった古いリンパ球の出番になります。身体の中に起こった異常を察知して、自己抗体を産生・活性化して、異常な部分を廃棄し、老化に対応するわけです。

百歳老人は古い免疫系に守られている

いまここで私が提唱しているような免疫の研究が進むまでは、年をとるとひたすら免疫は下がるのみ、といわれてきました。老人の免疫力はだんだん弱っていくばかり、と思われてきました。ところが、そうではないのです。年をとっても健康であれば、古いリンパ球が活躍して、免疫をしっかりと行っているのです。これを証明したいと思って、私と仲間の渡部久実（現在、琉球大学教授）は沖縄の琉球大学の先生といっしょに研究を行いました。沖縄には百歳老人がたくさんいますから、彼らのリンパ球の状態を調べたのです。すると、新しい免疫系の臓器である胸腺の受け皿のリンパ節や脾臓ではリンパ球が減っているけれど、古い免疫系の臓器である腸管とか肝臓には古いリンパ球がたくさんあり、さらに、そこからもれ出した古いリンパ球が血中にたっぷり流れていて、身体を防御しているようすが見いだせました。

古い免疫系がストレス下で身体を守る

新しい免疫系から古い免疫系へ、免疫の主役がうつるという状況は、ストレスがかかった緊急事態でも起こります。私たちはストレスがかかると顆粒球が増えて、組織が破壊されたり、組織の細胞の異常が起こったり、あるいは老廃物の分泌が抑制されたりします。ストレスがかかった状態がずっと続くと私たちはやつれてきます。これは、組織破壊、組織異常、老廃物の分泌の抑制が全身で起こっているからです。そういう状態では、問題は外来抗原ではなく体内の異常ですから、異常細胞、老廃物を古い免疫系で処理しなくてはいけないのです。

また、ストレスが続いた果てには、ウイルス感染が起こります。ウイルスというのは、身体の外からはいってくるだけではなくて、身体の中に潜伏しているものがたくさんあります。よく知られている例に、ヘルペスがあります。ヘルペスは、ヘルペスウイルスが体内に潜伏していて、ストレスが続いて新しい免疫系の力が落ちたとき、ふだんは活動できなかった内在性のウイルスが暴れだし、組織を破壊し、炎症を起こすのです。そういうときにできる異常細胞に対して戦うのも、古い免疫系です。

さらに、膠原病などの、自己免疫疾患と深く関わっているのも、この古い免疫系です。膠原病というのは、ひどい風邪をひいたあとで発病するケースが多くあります。ひどい風邪をひくということは、新しい免疫機能のほうがかなり弱っていたということですし、そのきっかけにはストレスそのものがあったのかもしれません。じっさい、膠原病の患者に尋ねると、膠原病になる前につらいことがあったことが聞きだせます。自己免疫疾患になってしまった場合も同じように、古い免疫システムで身体を防御しています。

正しい妊娠を支える古い免疫系

古い免疫系は、老化、ストレス、自己免疫疾患と、ネガティブな状況ばかりで、主役になるわけではありません。じつは女性の妊娠でも同じことが起こります。受精卵が着床して、子宮でどんどん大きくなると、胎児に栄養を送らなくてはいけません。そうなるとやっぱりストレス状態になって、交感神経緊張状態になります。すると胸腺が退縮して、肝臓や子宮の古いリンパ球が増えて、ときどき自己抗体さえできてきます。あまりにも自己抗体が強くなると妊娠中毒症という病気になりますが、ふつうの人は妊娠中毒症になるほど自己抗体がでたりすることはなく、ほどほどにでます。そして、出産が終わるとまた古い免疫系はおとろえて、胸腺が大きくなり、新しい免疫系が働くようになります。

この現象にはいったいどんなメリットがあるのでしょうか？ 古い免疫系は異常細胞を処理する役目を担っていると述べました。そして、やはりつねに細胞が再生し続けている場所ほど、異常細胞もでやすいのです。たとえばガン細胞というのは異常細胞の代表みたいなものですが、ガンの発生母体になっているのは、いつも再生している細胞組織です。皮膚、腸、それから腺組織もいつも再生しているから、腺ガンができます。いつも増殖している場所ほどガンが発現するリスクも高くなります。

母胎の中で成長する胎児も、増殖し続ける細胞組織です。胎児というのは、ガン細胞とほとんど同じスピードで増殖していきます。胎児には臍から緒がついて血液が流れていて、胎盤を通じて母体と接しているのですが、たまに胎児自身の細胞が母体に迷入して母体で増殖する危険性があります。それを防御しているのも、古いリンパ球です。ＮＫ細胞や胸腺外分化Ｔ細胞の古い免疫系が自己応答性でガン細胞を攻撃するのと同じシステムを使って、妊娠中の女性は古い免疫系で胎児の母体迷入を防いでいます。これがうまくいかないと、良性の場合は胞状奇胎、悪性の場合は絨毛上皮ガンが起こります。どちらも、胎児細胞がもとで起こる現象です。このように、正しい妊娠というのは、古い免疫系を活性化しないと成立しない現象なのです。

ところが、妊娠中に強い交感神経緊張状態になると、新しい免疫システムが萎縮しすぎるだけでなく、今度は古い免疫システムが過剰に活性化してしまいます。すると、古いリンパ球が胎児を異常細胞だと認識して攻撃してしまいます。それが妊娠中毒症です。妊娠中毒症になると、高血圧が頻発し、腎炎が頻発します。これは妊娠腎といわれている現象ですが、古いリンパ球が胎児細胞を異常細胞とみなして攻撃し、その戦いの結果、自然流産に至ってしまうのです。妊娠中毒症になった人たちの話をきいてみると、妊娠中にずいぶん無理したとか、悲しい出来事があったとか、あるいはそもそも心臓疾患があったりと、新しい免疫系が過度に萎縮するようなストレスが見られます。まとめてみると、妊娠して母体の胸腺が小さくなっても、古い免疫系が適度に働いたときは正常妊娠になり、その働きが少ないと絨毛上皮ガンになるし、多いと妊娠中毒症になるわけです。

このように考えてくると、古い免疫系の働きを知ることが、病気の謎解きにつながっていることがわかります。この免疫系に注目しない免疫学は、私にとってはまったく魅力がない、それほど、深い世界です。妊娠の謎が解けて、老化の謎が解けて、ストレスと自己免疫疾患、膠原病の謎が解ける。いま謎だといわれている病気、難病のほとんどはこの古い免疫系の世界で起こっています。そのことがあまりにも世の中に知られていないのは残念です。この古い免疫系のしくみをきちんと知れば、難病の根本的な治療法も見えてくるのです。

まとめ──古い免疫系に注目する免疫学が未来を開く

以下、簡単にではありますが、私の提唱する免疫学の基本をまとめてみましょう。まず、私たちの身体を守っているのは白血球で、白血球にはリンパ球と顆粒球があり、身体を病から守っているのはリンパ球だけではありません。細菌などの粒子の大きな異物侵入に対しては、顆粒球が防御を行っていて、外敵の侵入の六割はこの顆粒球が処理しています。そして、顆粒球の防御では、免疫が成立しないで炎症・組織障害を治しているということを覚えておいていただきたいです。免疫というと、ウイルスのような微細な外来抗原に対して戦う世界ばかりが注目されています。たしかに、若い時期、胸腺が充実しているときは、そういう免疫も大きな役目を果たしています。しかし、ストレスがかかったとき、老化、あるいは妊娠といった現象のもとでは、胸腺が縮み、その結果、活性化するリンパ球の種類がまったく変わって、胸腺外分化の古い免疫系が働き、古いリンパ球が古い

ＭＨＣに抗原をいれて認識するという自己応答性を発揮して、身体を守っているのです。免疫は本来異常自己を認識して速やかに排除するのが仕事なのです。こうした基本をきちんと抑えておけば、難病の謎がどんどん解けてきます。

残念なことに、この古い免疫系の分野は、十分に注目されているとはいえません。あまりにも進化した免疫系の研究が巨大なので、そちらをめざす研究者のほうが圧倒的に多いのです。たしかに、新しい免疫系の分析的な研究も面白い分野です。また、巨額の研究費がつぎこまれています。しかし、私が研究してきてわかったことは、古い免疫系にも注目した研究にとりくんでいかないと、難病の謎はどうしても解けない、ということです。進化した免疫系の研究から、病気の謎を解いたという話は残念ながら聞こえてきません。そちらの免疫学の研究はひじょうに進歩しているのに、免疫の病気、とくに自己免疫に関わる病気が治ったという話はありません。それは、新しい免疫系が結局のところ、外来抗原に対応するものであり、体の内部、組織の内部で起こる自己異常の病気には関わっていないからなのです。

第六章　健康も病気も、すべて生き方にかかっている

白血球の自律神経支配の研究から、じつにさまざまな身体の細胞が自律神経支配を受けていることがわかりました。身体中を動きまわる白血球も自律神経支配を受けています。こうしたシステムがつくられている目的は、私たちの行動に見合った体調をつくるということです。長年研究してきて感じたのは、生体反応のほとんどは身体にとって役に立つ反応だ、ということでした。生体が自然に起こす反応というのは、たとえ症状としては不快なものであっても、じっさいには生体の状態を調整するために行われている場合がほとんどです。けっして病気をつくるためにできたシステムではありません。

ではどうして病気が起こるのか、と考えてみますと、私たちは長い人生の間に必ず感染にさらされたり、悩んだり、仕事で無理したりと、さまざまなストレスを受けます。するとストレスの刺激で自律神経に過剰な偏りが生まれます。その影響で、身体の細胞、あるいは身体を守る白血球が過剰な活動をして、生体に負担をかけ、害を与えることになります。それが病気といわれるものの基本的なしくみなのです。

そう考えてくると、つまるところ、病気になるかならないかというのは、私たちの生き方にかかっています。困難や挑戦というストレスの多い機会がめぐってきたとき、人間はその状況を切り抜けようとして無理をします。無理をしても、ある程度までは耐えることができます。しかし、やはり限界があります。どこまでも無理をしていけば、身体がその無理から生みだされる反応に持ちこたえられなくなる限界がくるのです。ですから、ここまでは無理はきくけど、それ以上は身体が耐えられない、という自分なりの限界を感じとり、破綻を招かないことが健康を保つ秘訣です。たとえば、若い人なら、一日ぐらいの徹夜だったらすこし休めば元通りの体調にすぐもどります。しかし、二日、三日と続けたら身体が壊れます。また、五十代の人ならよほど体力のある人でない限り、一日の徹夜仕事でも相当身体に響くのではないでしょうか。その限界は、年齢、体力によって、それぞれ個人で違うと思いますが、自分がどのくらいの無理なら耐えられるかということはよく知っておかなければいけないでしょう。

それは、心理的な無理、ストレスについても同じです。悲しいこと、辛いこと、我慢しなければならないことを、あまりにもためこみすぎていると、それが交感神経を緊張させて、内側から組織破壊を起こします。まさに、ストレスが体をむしばむのです。生き方には、生活のあり方だけでなく、人生への心のもち方という要素もあります。健康に生きたいと願うなら、心のストレスをなくしていくことも大切です。

楽をしすぎても病気になる

ストレスが身体によくないのであれば、ひたすら楽に生きたらよいのでしょうか。そうではありません。リラックスしすぎることも、健康への害になります。リラックスのしすぎもまた、別の意味でストレスになってしまうのです。

いちばん簡単に思いつくのは、運動不足と肥満です。肥満も過剰になると、身体に直接的な負担をかけます。肥満というのは、あるレベルまでは副交感神経優位のリラックス型の体調をつくりますが、さらに進むと、肥満であること自体がストレスに働いて、息が切れるとか、すぐ疲れてしまうという現象が現れてきます。つまり、リラックスの体調ですが、ちょっとした負担ですぐに交感神経過剰優位な状態になるような体調ができてしまい、そこから病気を招いてしまいます。

また、アレルギー疾患、アトピー性皮膚炎の解説のところでふれたように、リラックスしてリンパ球が増えることで過敏な体質になってしまうということです。ちょっとしたストレスでじんましんなどのアレルギー症状がでるということが起こってきます。さらに、女性に多いのですが、リラックスしすぎると、副交感神経の働きで血管が開きすぎてしまい、体がむくむという循環障害が起こります。

さらに、リラックス型でリンパ球が多ければ、病気にならないというわけではありません。たとえば、ガンや膠原病は、ふつうは交感神経過剰優位が原因になって発症するのですが、たまにリンパ球が多いのに病気になっている人がいます。二割くらいですが、リラックスの副交感神経優位型の体調なのに病気になっている人がいるのです。そういう人たちの場合は、もっと機敏に生活し、運動し、食事を制限するという形で、交感神経を活性化していく必要があります。

心のもち方が体調をつくる

ガンの解説のところで、ガンになりやすい性格に少しふれました。がんばるということは、責任感の表れでもあり、よいことと受け取られがちですが、がんばりすぎるというのは、必ずしもよいことではありません。がんばりすぎて、交感神経過剰優位になって病気になってしまう人は、たくさんいます。たとえば、仕事を全部自分ひとりでかかえこんだりすることは、けっしてほめられたことではないでしょう。ほんとうに理不尽にも、仕事をおしつけられているケースもあるのかもしれませんが、もしかしたら、それだけ意固地で、頑固で、仕事を分けあうに足る信頼をおける他人を見つけられないということかもしれません。あるいはまじめだったり完璧主義だったりするのかもしれませんが、それもまた、いきすぎれば、あきらかに交感神経緊張を招きます。たしかに、やっぱりついついがんばってしまう人、ついつい休んでしまう人といった、それぞれの人間の独特の性格もあると思います。しかし、健康を維持するためには、自分の性格・傾向を見きわめて、極端な状態になってしまわないようにすることです。それが、ひとりひとりができることであり、しなければならないことだと思います。

もちろん、不可避的な苦しい状態というのも、人生にはときおり訪れます。それが、ストレスになることは、たしかにあります。家族のだれかが重い病気になる、配偶者や大切な人を亡くす、という場合の悲しみや苦しみはたいへんつらいものでしょう。そういうつらさを乗り越えるのはたいへんなことかもしれません。しかし、その後いつまでも嘆きながらすごすということが、はたして自分にとっても周りの人間にとってもよいことなのか、考えてみるべきだとも思います。強い感情の働きというのは、身体にも必ず影響を与えます。一つのことをひどく深く悩んだり、感じやすくてちょっとしたことにすぐクヨクヨと悩んだり、周りのだれかがうらやましくてねたみやひがみの気持ちをもち続けたりすると、限度を越えたときに、破綻をきたすでしょう。よこしまな心をもったり、他人の足を引っ張ろうとすると、心のもち方がゆがんで、体調もゆがんできます。心のもち方は、病気を防ぐ上でとても大切だと思います。

食べることの大切さ―食生活は副交感神経へのスイッチ

食べ物を摂取することは、反射的に必ず消化管の動きを促して、腸管の常在細菌叢を刺激します。なにかを食べて消化管を動かすということが、いちばんてっとりばやく副交感神経を活性化する方法です。なぜなら消化管は、副交感神経に直接つながっている最大の臓器だからです。消化管というのは、口から肛門まで一つながりになっていて、人間の内臓のほとんどを占めるほどです。これほどの巨大な副交感神経支配の臓器はほかにはありません。となれば、食事がいかに大切かがわかってくるのではないでしょうか。

じっさい、ガンの患者さんの場合免疫活性療法で効果を上げられるかどうかは、食事がある程度きちんととれるかどうかにかかっています。ガン患者の場合は、交感神経過剰優位の体質を改善するのに、ぜひとも副交感神経を活性化したいケースがたくさんあります。となると、食事がとれるかどうかということは、ひじょうに重大です。抗ガン剤治療や手術で体力が落ちてしまっている患者さんでも、ある程度自分で食事がとれれば、回復の可能性が見えてきます。

もちろん、食事の内容、何を食べるのかということも、重要です。最近、日本人にも成人病の患者が増えていて、その原因の一つに食事の西洋化があげられています。先日、「自然食ニュース」という小冊子の記事に、ある栄養学の先生が興味深い考察を書いていました。日本人は数千年の間、米と魚を主体とした食事に適応してきたのだから、急に白人のまねをして肉や牛乳や卵の多い食事に変えると、身体がついていかなくてさまざまな破綻を起こすのではないか、と述べていました。納得できる意見だと思います。日本人には日本人の適応・進化の長い歴史があります。突然まったく異なるタイプの食事をとれば、それが身体に負担をかけることはあるはずです。じっさい、ガンの患者さんで回復をめざす人、回復をとげた人の多くが、玄米食や伝統食に回帰した食事を選択しています。

意識と無意識の両方をつなぐ呼吸が重要

消化管以外で大きな器官といえば、呼吸器です。人間は、不安なときには浅くてはやい呼吸になり、リラックスしているときには深くて回数の少ない呼吸になります。私たちの行う活動のなかで、呼吸だけは、意識と無意識の両方につながっています。つまり、自律神経の、交感神経と副交感神経の両方の支配にはいっています。呼吸は、呼吸しようと思わなくても、呼吸のことを忘れていても、行われます。自律神経支配下にはいっているから、勝手に動いてくれるのです。だからこそ、思考や感情を反映して速くなったり遅くなったりします。交感神経が緊張するような状態だと、呼吸も速くなるし、副交感神経が優位になるような状態にあれば、呼吸もゆっくりとしたリズムになります。

同時に、呼吸は私たちの意識でコントロールできる部分もあります。もちろん、朝から晩まで意識するのは不可能ですが、限られた時間であれば、自分で呼吸を整えることができます。たとえば、深呼吸してゆっくり吐きだす。それを数回続けると、私たちの身体の中では、深呼吸を続けたから酸素がたくさんはいったぞ、という情報が自律神経に到達します。すると、副交感神経が活性化して、ゆっくりとした呼吸にしよう、というスイッチがはいります。もうこれ以上は酸素をとりこめない、とりこみたくない、と、身体がこの反応を起こすのです。だから、深呼吸すると、酸素をたくさんとりながら、そのあとにリラックスが訪れるのです。呼吸の生理学として、無意識と意識の世界の接点があるからこそ、あとは深い呼吸をしたあとに酸素過剰になってリラックスの呼吸態勢に移り変わります。そういう呼吸と自律神経の関係を知ると、深呼吸のもたらす健康効果がわかります。交感神経が緊張しているようなときほど、意識して深呼吸をしてください。そうすれば、リラックスの呼吸がはじまって、緊張が和らいできます。

筋肉は、使わなければ意味がない

私たち人間は、進化の過程で大量かつ複雑な筋肉を獲得してきました。これらの筋肉は、使わないと必ず破綻をきたすようにできています。たくさんの筋肉があれば、その量にあわせて運動しなければだめなのです。また、脚と腕を比べると圧倒的に脚のほうが筋肉が多いものです。直立歩行がもたらした、筋肉の差です。となると、やはり圧倒的に歩く運動のほうに重点がおかれるべきです。

また、手足以外で量が多いのが、背骨を支えている筋肉です。背筋と腹筋が、じつは筋肉の総量の大きな部分を占めています。私たちの体重の約半分は上半身にあるわけですから、重力も考えると、身体を動かすときには、腹筋と背筋にかなりの負担がかかっています。日常生活でゆっくり上半身を動かしているだけでもかなりの働きをしていますが、運動したりすると、今度はじっさいの体重に運動エネルギーでモーメントがかかりますから、たいへんな負担になります。急な動きで筋肉を痛めるのも、そのせいです。ですから、腹筋、背筋はつねにある程度鍛えておかないと、とっさのときに破綻をきたすことになります。

しかし、だからといって、筋骨隆々になるほど鍛えるのは、じつは自律神経のバランスという観点からみて、身体に悪い影響を与えます。筋肉があればあるほど、今度はそれを維持するために酸素が送りこまれ、交感神経緊張状態が起こって、病気を招く体調をつくります。また、あまりにリラックスしすぎて、筋肉がどんどんおとろえていくのにまかせているのもよくありません。おとろえるにつれて、廃用性萎縮が起こると、ちょっとした日常的な運動でも筋疲労を起こし、さらに腰痛、膝痛、肩関節痛、頚椎障害などが起こりやすくなるからです。

身体は冷やしてはいけない

いままで、多くの病気が血行障害から起こっていることを説明してきました。血行、つまり血液の循環は、リラックスの神経である副交感神経の支配を受けています。ですから、やっぱり循環をよくするには身体を冷やさないこと、こまめに身体を動かすことが大切です。

身体を冷やさないためには、冷えたものを身体にいれないことも大切です。基本的に、冷たいものを飲んだり食べたりしないほうがいいと思います。またもちろん、冷房に当たりすぎないといったことも、大切です。逆に、身体を温めることは積極的に行うべきです。運動をしたり入浴をしたりして、滞った血行を促進するようにしてください。

元東京大学講師の西原克成先生は、冷蔵庫の発達でいろんな食べ物が冷やされた状態で口にはいることが多くなったことが、さまざまな病気の原因になっていると主張しています。冷蔵庫のない時代には、冷たい食べ物といっても、せいぜい井戸で冷やしたスイカぐらいのものでした。ところがいまは、ジュースは冷えている、コーラは冷えている、牛乳は冷えているし、コンビニに行けば、冬でもアイスクリームが買えます。冷えた食べ物であふれかえっています。

冷たい食べ物を口にいれると、口の中が冷えて食道が冷えて胃が冷えて、最後に腸が冷えます。食べ物の場合は胃に停滞して、ある程度の蠕動《ぜんどう》運動を経て腸にいくので、極端に冷たいまま腸に届くということはありませんが、液体は胃を通過してすぐに腸に到達してしまうので、冷たいジュースなどを飲むとすぐに腸が冷えるわけです。すると、腸には巨大なリンパ組織があって、粘膜免疫を構成していますが、それが冷やされてうまく機能しなくなってしまい、病気になってしまう、というしくみです。西原先生は、牛乳やジュースを飲むときは三十分前に冷蔵庫から出して室温にならしておくようにといっています。冷たいビールはおいしいものですが、ギンギンに冷えていると、腸を強く刺激します。敏感な人なら痛みを感じるかもしれません。じつはかなり危険な飲み物です。じっさい、西原先生は冷たいビールは口にしません。日本酒の燗酒を飲まれます。冷えたものを飲むと性格も荒々しくなる、と主張しておられます。納得できる部分もあります。というのも、身体が冷えているということは、交感神経緊張状態ですから、戦闘態勢です。よく映画で、渡世人は冷や酒を飲んで、別のヤクザに討ち入るわけですが、あれはなかなか理にかなっています。交感神経緊張状態の極限は無我夢中、怖さ知らずの世界ですから、渡世人は冷や酒で自分を追い立てているのかもしれません。

現代医療をよくするために～代替・補完医療が治療の選択肢を増やす

最近、いわゆる現代医学以外の方向から医療をとらえなおす試みが、一部の医療現場の医師たちの間でもじわじわと広がっているように思います。たとえば、代替医学（オルタナティブ・メディスン）や補完医学（コンプリメンタリー・メディスン）に関する学会が増えています。その背景には、西洋医学の負の部分に対して、人々が別の選択肢を求めているという現実があると思います。西洋医学は薬の切れ味がよく、服用すればすばやく鋭い効きめを発しますが、同時に副作用も強く引き起こします。そのために、つらい目にあっている患者さんがたくさんいます。そういう人たちが、副作用のない、あるいはひじょうに少ない医療を求めて、代替医学、補完医学を選択しているのでしょう。代替医学、補完医学には、漢方、鍼灸、アロマテラピー、ホメオパシーなどいろいろありますが、どれもゆっくりと身体の生体反応を刺激して治癒を促すという治療です。免疫を高めたり、循環をよくしたり、排泄をよくしたりすることで、治癒を促していく。西洋医学は直接病変に働きかけますが、代替医学は生体反応を利用していくため、ゆっくり効いていきます。それは、本来、人間の身体が病気やケガから回復していくときの治癒のあり方に通じています。そういう意味でも、代替医学・補完医学はこれから飛躍する分野だと思っています。

もちろん、現代医療をつくりあげてきた西洋医学も全否定するべきではありません。西洋医学の発展によって、精密な観察や実験が可能になりました。それに、かなりの感染症を克服できたのは、西洋医学のおかげでした。西洋医学が人間の健康に果たしてきた役割は、ひじょうに大きなものです。しかし、一方で、病気というものを分析的にとらえる方向に邁進した結果、西洋医学には弱点が生まれてしまいました。身体全体の健康というものをとらえられなくなってしまったのです。さらに、分析医学や薬学の発展のおかげで、薬も成分の強いものがつくられるようになりました。その結果、一般的に見て、西洋医学の薬は病巣に直接働きかけるという意味では、たいへんな力を発揮するようになったものの、それが身体全体の健康にとって、病気の治癒にとって、果たしてほんとうに意味のあるものかどうかということを、考えなくなってしまったのです。

たとえば、抗ガン剤ですが、たしかに抗ガン剤を投与すると、ガンそのものは小さくなります。ところが、ガンが小さくなればガンが治ったことになるかというと、そうではないのです。健康な生活をとりもどしてはじめて、「治った」というべきです。ガンは小さくなったけれど、副作用で全身的に破綻をきたして、ひじょうにつらい状態で日々をすごさねばならないとしたら、それは果たしてよい医療といえるのでしょうか。西洋医学がまちがった方向に進んだ結果つきあたっている限界が、そこにあります。

ガンの患者さんたちを見ていると、ガン医療というのが過渡期にさしかかっているように思います。たいていの患者さんは、まず西洋医学にたよります。そして、西洋医学でできることをやりつくした後で、何かほかにないかと、代替医療をためしはじめるという人がとても多いのが実状です。西洋医学と代替医学の両方を最初から対等な選択肢として天秤にかける状況には至っていません。私たちの仲間の医師のところにやってくる患者さんの中には、西洋医学の薬ですっかり体力を消耗しきっている人がとてもたくさんいます。これは残念です。西洋医学のほうで、「お手上げ」といわれてしまって、治癒の見通しが立たなくなってやっとはじめて、代替医療に向かってくるわけです。

しかし、先にも述べたように、代替医療は生体反応を利用してゆっくりと治癒に向かわせる医療なので、やはり、ある程度生体反応自体が正常に働く余力が残っていないと、なかなか治癒に向かいません。もし、もっとはやくこちらの治療をためしていたら、速やかで完全な回復が可能だったろうに、と思わせる患者さんは、たくさんいます。もう体力のないへとへとの状態でやってきた患者さんの場合は、代替医療を行っても、すこしつらさを軽減してあげたり、生きる時間を長くしてあげたり、ということくらいしかできなくなってしまいます。

ですから、ぜひ、もっとたくさんの人に、西洋医学以外の選択肢があるということをふだんから意識してほしいと思います。そうすれば、まだ体力のたくさんある若い人や急性の疾患の場合には西洋医学ですばやく対処し、慢性的で、長く時間をかけてとりくまなければならない病状の場合は、身体の治癒力を上げるような代替医学をためす、といった、より効果的な選択ができると思います。

東洋的な思考が未来の医学をひらく

私が見るところ、代替医学の治療は、ガン、膠原病、アレルギーなど、西洋医学の治療を長く続けると破綻をきたすような病気に効果を上げていることが多いです。なぜかと考えてみると、こうした病気はどれも、慢性化する病気です。慢性化しているということは、つまり自律神経、免疫系、循環系、消化器系など、生体全体のバランスが破綻しているということです。だからこそ、こうしたバランスを整える働きを全身で考える代替医療が功を奏すのです。ですから、これからは、西洋医学で治癒に向かわないときは早く見切りをつけて、代替医学をためしてみてほしいと思います。

代替医学の本質には、東洋的な思考法がある、と私は感じています。全体像をつかんで病気と対応するという基本が、まさにそうです。西洋医学を分析医学とよぶのに対して、東洋医学を統合医学とよぶことがありますが、身体をとらえることに長けているのが強みです。しかし一方で、東洋医学自体にも弱点があります。東洋医学は、体調全体を把握する反面、分析するという研究が進みませんでした。歴史を振り返ってみても、東洋医学や伝統医学しか存在していなければ、生体の化学的・生理学的な謎は解くことができなかったでしょう。そう考えてみると、東洋医学あるいは代替医学と西洋医学は、いままでまったく違った方向に進んできています。お互いがお互いを否定するところで、発展をとげてきたようなところもありましたから、これまではなかなか共存するというわけにはいきませんでした。

しかし、私はいま、この二つが、共存とまではいかなくても、対立を避けながら、ともに人間の健康に貢献していくことも可能ではないかと考えています。とくに、日本だからこそ、そうしたことが可能なのではないでしょうか。日本は過去百余年にわたって、西洋的な思考と東洋的な思考の両方を受け入れながら、発展してきました。社会がそうなのですから、医療の現場でも、できないはずはないのではないでしょうか。代替医療をとりいれつつ、西洋医療のよいところを残していくという方向性を探るとすれば、日本という社会は、じつは地球の上ではいちばんうまくいく可能性があるところなのではないか、そんなふうにも考えています。

病気を減らす社会をつくる

精神の安定を得て健やかに生きていきたいと思っていても、やはり何もかもが、人間の力で対応したり、適応したりできるわけではありません。そのことを、現代人は忘れているような気がします。やはり自然の力というのは偉大です。気圧、気温を含めた環境というのは、いまだに私たちが完全に制御できるものではありません。そんな自然環境は、太古の時代のままで汚染されていない状態でも、私たちの生活に直接的に影響するのですから、いまの世の中のように、環境の中に汚染物質がとけこんでいくと、相乗効果で、私たちの想像を超えた力をふるうようになります。科学万能主義で勝手に利用しようとしても、しょせんは、人間も自然の一部ですから、うまく行くはずがないのです。

しかし、逆に考えてみると、それほどの力ならば、逆らうのではなく、受け入れて役立てることも可能だと思うのです。たとえば解決できないほどの深い心の悩みをかかえこんでしまうことは、すべての人にではなくても、少なくない数の人々に起こると思います。そうした深い悩みから体調をくずしてしまった場合、悩みさえとれれば交感神経緊張状態から脱却できて、病からも解放されるとわかっていても、現実には悩みにとらわれてしまってうまくいきません。日常的なレベルの心のあり方では、どうしても解決できないことがあるのです。

そんなときは、人間本来のもっと深い祈りにたどりついたり、あるいは伝統的文化に立ち返ることで、楽になることがあるのではないでしょうか。私たちはお正月に神社に行ったり、死んだ人を供養するためにお盆があったり、お葬式があったり、と、さまざまな儀式を行いますが、そういう儀式を経ることで、悲しみから脱却したり、あるいは未来の安泰を願う心構えをつくったりしているのだと思います。たとえ科学で証明できることでなくても、脱却しがたい心の苦しみから真に逃れることが目的だとしたら、そのためにできることは、積極的にとりくんでいい、と私は考えています。心の問題解決に向けて、文化とか、伝統をよりどころにして安定を得られるのなら、ぜひ立ち返っていくべきだと思います。

究極の健康法とは、自然のリズムに乗って生きること

私は若いときに、交感神経と副交感神経が一日の間に交代するように活性化していると いうことを知り、自律神経や白血球の日内リズムの研究として発表しました。続いて、自律神経が気圧の変化にも影響を受けること、一週間から十日ぐらいのリズムでも動いていること、さらに一年の内でも変化していることを研究しました。つまり、自律神経という

のは、いつも揺さぶられているわけです。この揺さぶりというのは、自然環境が与えるも

のですから、そのリズムに逆らうことは自然に逆らうことになります。だから、こうした

リズムを無視した無茶な生き方をすると、必ず破綻をきたすのではないかと、いままでた

くさんの症例を見てきて、そんな思いを強くしています。

日中、疲れるぐらいに活動しないと、夜になっても休息する気になれません。また逆に、日中の興奮状態が夜になっても続いているというケースもあります。すると、夜も活動してしまって、交感神経と副交感神経のリズムが逆転していきます。身体のリズムが自然のリズムからはずれていきます。薬の中にも興奮を持続させ、不眠などをつくるものがあります。先に述べた消炎鎮痛剤、ステロイドのほか、降圧剤、パーキンソン薬、抗不安剤、睡眠薬などがそうです。どれも長期間にわたって使ってはいけない薬です。身体の自然なリズムを破っていくことになるからです。また、高気圧は交感神経を緊張させ低気圧は副交感神経を活性化させますから、お天気のいいときは、活動的になったり、社交的になったりして、がんばりもきくけれど、雨の日はひとりになって自分を見つめるような静かな時間にして使いたいと思うのが自然です。またそんな自然の感覚にしたがっていくのが健康でいるための秘訣だと思います。

季節によっても、自律神経のバランスは変化しますから、生活が微妙に変わってくるの

も当然です。冬は、寒さに耐えるために交感神経緊張状態になりやすいので、仕事がとてもはかどります。逆に、夏は低気圧の影響もあって副交感神経が優位になるので、夏休みはきちんととって休むべきです。できれば夏場は一カ月ぐらい休息をとるというのが、理想の生き方ではないでしょうか。

ガンや膠原病などの交感神経緊張がもたらす病気の場合は、副交感神経優位のリラックス体調にすることが何よりも大切です。しかし、健康な人が副交感神経優位になるような生活に偏っていると、しまりのない、のんべんだらりとした生き方におちいってしまいます。さらに、それがいきすぎるとアレルギーさえ引き起こします。

やはり人間が充実した人生を送るためには、メリハリが必要です。積極性や気迫が必要なときもあれば、リラックスしてゆっくりと休息をとる時間も必要です。そのリズムのガイドラインとなるのが、日内リズム、気圧のリズム、年内リズムにあわせて生きるということではないでしょうか。興奮と休息がほどよい揺らぎで訪れるような生き方、それは自然のリズムにしたがって生きることであり、身体と心の健康を保つことに通じている、そう私は考えています。

あとがき

四十歳以上の人たちならみな、経験があると思いますが、私たちが子どものころは、十キロマラソンを走る前には「水を飲むな」と注意されたものです。「水を飲んで走るとおなかが痛くなるから」というのがその理由だと説明されていました。しかし、いまは違います。脱水症状を起こすから水分を補給しておけ、といわれます。フルマラソンの選手たちも、走っている最中でさえ、水をとるようになっています。

病気の場合も同じです。昭和三十年、四十年代までは、下痢の激しい患者には水は飲ませないようにといわれ、このことが、たいへん厳しく守られていました。たとえば、本多勝一氏の『はるかなる東洋医学へ』（朝日新聞社）の冒頭に、この治療指針のために本多氏が経験したつらい思い出がつづられています。当時まだ二歳の幼児だった本多氏の妹さんが疫痢にかかり、激しい脱水症状になったときのことです。病気を悪くしないためには水を飲んではいけないと医者にきつく命じられ、そのことを守ったために、妹さんは異常なまでに水をほしがりながら、脱水症状で亡くなったという、悲しい思い出です。

私自身、こうした治療方針は、当時耳にしていました。下痢の激しい患者には水を飲ませないこと、あげてもせいぜい乾いた口唇を水でぬらすくらいにしておけ、というのが、医師たちの間でも常識だったのです。脱水症状に関する考えが、まだなかったのでした。

ところが、いつのまにか、脱水症状というものの実態や、それに対応するために水分を与える補液という考え方が日本の医療の現場でも広がり、下痢の患者に水を飲ませない習慣や治療は消えさりました。しかし、一方で、誤った考えを広めたり実践しただれかがやり玉にあがったとか、懲らしめられたという話は聞いていません。

いま、医学界の常識のなかにも、変えるべき課題があるように思います。ストレスによる消耗の連続で起こった発ガンなのに、患者から消耗の原因をとりのぞくのではなく、抗ガン剤投与でさらなる消耗を加える治療を行っています。これは変えていかなければいけないことです。

また、私たちの身体の中で組織が障害、つまりダメージを受けたとき、身体がそこの部分に血流を増やして修復しようとするのは当然の働きです。これが炎症です。ところが、現在の医療では、血流が増えたときに起こる熱や痛みの苦しみをきらって、消炎鎮痛剤やステロイド剤を処方してしまい、血流を止める治療を行ってしまっています。

このようなまちがった常識は、私たち人間の未熟さによってつくられたものでしょう。ですから、だれか特定の人たちをやり玉にあげて、問題をやりすごしてしまえばいいというものではないと、私は考えています。社会全体がまちがいに気づき、方向転換をはかっていくことが必要なのではないでしょうか。そういう力として、この本が少しでも貢献できれば幸いです。

本の内容を充実したものにするためには、関わってくれた人たちの情熱が大きなウエイトを占めると思います。その点で、この本の編集作業をほんとうに熱心に担当してくれた講談社インターナショナルの川上純子さんと、本づくり全体に目を配ってくれた富田充さんに深く感謝の意を表したいと思います。

また、臨床例をいつも教えてくれている「自律神経免疫療法」の仲間の医師の先生がたに感謝をしたいと思います。特に、福田稔、田島圭輔の両先生には、患者の方々の手記を使わせていただきました。AKAの近藤宏和、博田節夫両先生の症例は、とくに興味深いものでした。心から感謝しています。実際の症例を読むことは、読者の方々にとっても大きな励みになると思います。

平成十五年七月

安保　徹

自己抗体産生や自己応答性は免疫抑制の極限で起こるという論文

1. Watanabe, H., Weerasinghe, A., Miyaji, C., Sekikawa, H., Toyabe, S., Mannor, M. K., Morshed, S. R. M., Halder, R. C., Kobayashi, J., Toma, H., Sato, Y., Iwai, K., Matsuoka, H. and Abo, T. Expansion of unconventional T cells with natural killer markers in malaria patients. *Parasitol. Int.* 52: 61-70, 2003.

2. Abo, T. and Kawamura T. Immunomodulation by the autonomic nervous system-therapeutic approach for cancer, collagen diseases, and inflammatory bowel diseases. *Therapeutic Apheresis* 6: 348-357, 2002.

3. Morshed, S. R. M., Mannoor, K., Halder, R. C., Kawamura, H., Bannai, M., Sekikawa, H., Watanabe, H. and Abo, T. Tissue-specific expansion of NKT and $CD5^+B$ cells at the onset of autoimmune disease in (NZB×NZW)F1 mice. *Eur. J. Immunol.* 32: 2551-2561, 2002.

4. Miyakawa, R., Miyaji, C., Watanabe, H., Yokoyama, H., Tsukada, C., Asakura, H. and Abo, T. Uncoventional $NK1.1^-$ intermediate TCR cells as major T lymphocytes expanding in chronic graft-versus-host disease. *Eur. J. Immunol.* 32: 2521-2531, 2002.

5. Naito, T., Kawamura, T., Bannai, M., Kosaka, T., Kameyama, H., Shimamura, K., Hoshi, O., Ushiki, T., Hatakeyama, K. and Abo, T. Simultaneous activation of natural killer T cells and autoantibody production in mice injected with denatured syngeneic liver tissue. *Clin. Exp. Immunol.* 129: 397-404, 2002.

6. Miyazawa, S., Watanabe, H., Miyaji, C., Hotta, O. and Abo, T. Leukocyte accumulation and changes in extra-renal organs during renal ischemia reperfusion in mice. *J. Lab. Clin. Med.* 139: 269-278, 2002.

7. Mannoor, M. K., Halder, R. C., Morshed, S. R. M., Ariyasinghe, A., Bakir, H. Y., Kawamura, H., Watanabe, H., Sekikawa, H. and Abo, T. Essential role of extrathymic T cells in protection against malaria. *J. Immunol.* 169: 301-306, 2002.

消炎鎮痛剤やステロイド自体が大腸炎や組織障害を起こすという論文

1. Yamagiwa, S., Yoshida, Y., Halder, R. C., Weerasinghe, A., Sugahara, S., Asakura, H. and Abo, T. Mechanisms involved in enteropathy induced by administration of nonsteroidal anti inflammatory drugs (NSAIDs). *Digest. Dis. Sci.* 46: 192-199, 2001.

2. Miyaji, C., Watanabe, H., Toma, H., Akisaka, M., Tomiyama, K., Sato, Y. and Abo, T. Functional alteration of granulocytes, NK cells, and natural killer T cells in centenarians. *Human Immunol.* 61: 908-916, 2000.

3. Maruyama, S., Minagawa, M., Shimizu, T., Oya, H., Yamamoto, S., Musha, N., Abo, W., Weerasinghe, A., Hatakeyama, K. and Abo, T. Administration of glucocorticoids markedly increases the numbers of granulocytes and extrathymic T cells in the bone marrow. *Cell. Immunol.* 194: 28-35, 1999.

4. Narita, J., Miyaji, C., Watanabe, H., Honda, S., Koya, T., Umezu, H., Ushiki, T., Sugahara, S., Kawamura, T., Arakawa, M. and Abo, T. Differentiation of forbidden T cell clones and granulocytes in the parenchymal space of the liver in mice treated with estrogen. *Cell. Immunol.* 185: 1-13, 1998.

日本語の本

1. 安保　徹『未来免疫学―あなたは顆粒球人間かリンパ球人間か』インターメディカル、1997年

2. 安保　徹『絵でわかる免疫』講談社、2001年

3. 安保　徹『医療が病いをつくる―免疫からの警鐘』岩波書店、2000年

4. 安保　徹『ガンは自分で治せる』マキノ出版、2002年

5. 西原克成『赤ちゃんはいつ人間になるのか』クレスト社、1998年

6. 西原克成『健康は呼吸で決まる』実業之日本社、1998年

7. 福田　稔『難病を治す驚異の刺絡療法』マキノ出版、1999年

8. アトピー・ステロイド情報センター／住吉純子『ステロイドを止めた理由―離脱体験者35人による証言』つげ書房新社、1996年

9. 深谷元継『ステロイド依存―ステロイドを止めたいアトピー性皮膚炎患者のために』つげ書房新社、1999年

10. 玉置昭治『脱ステロイドでアトピーを治す』メディカ出版、1997年

11. 藤沢重樹『ステロイドはもういらない―成人アトピーを治すスキンケア療法・アトピーの治し方』合同出版、1999年

12. 福井和彦＋患者の方々『医者がつくるアトピー患者なおすアトピー』かんき出版、2000年

13. 安保　徹、水嶋丈雄、池田国義『パーキンソン病を治す本』マキノ出版、2003年

本書は、二〇〇三年七月十一日に講談社インターナショナルより刊行されたものです。

安保 徹―医学博士。1947年、青森県に生まれる。1972年、東北大学医学部卒業。新潟大学大学院医歯学総合研究科教授（国際感染医学・免疫学・医動物学分野）。
米アラバマ大学留学中の1980年、「ヒトNK細胞抗原CD57に関するモノクローナル抗体」を作製し、「Leu-7」と命名。1989年、「胸腺外分化T細胞」を発見し、1996年には「白血球の自律神経支配のメカニズム」を解明するなど、数々の大発見を達成。国際的な場で精力的に研究成果を発表し、活躍し続けている。
著書には『人が病気になるたった2つの原因』（講談社）、『病気は自分で治す』（新潮文庫）、『「薬をやめる」と病気は治る』（マキノ出版）、共著には『ガンが逃げ出す生き方』『病気が逃げ出す生き方』（以上、講談社）などがある。

講談社+α文庫 免疫革命《めんえきかくめい》

安保《あぼ》 徹《とおる》

2011年10月20日第1刷発行
2023年10月27日第7刷発行

発行者――清田則子
発行所――株式会社 講談社
東京都文京区音羽2-12-21 〒112-8001
電話 販売(03)5395-3606
業務(03)5395-3615
編集――株式会社 講談社エディトリアル
代表 堺 公江
東京都文京区音羽1-17-18
護国寺SIAビル 〒112-0013
電話 編集部(03)5319-2171
デザイン――鈴木成一デザイン室
カバー印刷――凸版印刷株式会社
印刷――大日本印刷株式会社
製本――株式会社国宝社

落丁本・乱丁本は購入書店名を明記のうえ、小社業務あてにお送りください。
送料は小社負担にてお取り替えします。
なお、この本の内容についてのお問い合わせは
講談社エディトリアルあてにお願いいたします。
Printed in Japan ISBN978-4-06-281450-8
定価はカバーに表示してあります。

KODANSHA